SÁCH NẤ[illegible] THẤP VÀ KẾ HOẠCH HÀNH ĐỘNG

100 Công thức đầy màu sắc để làm phong phú bàn ăn của bạn với chế độ ăn uống cân bằng, lành mạnh

Tú Mẫn

mọi quyền.

từ chối trách nhiệm

Thông tin trong Sách điện tử này nhằm mục đích phục vụ như một bộ sưu tập toàn diện các chiến lược mà tác giả của Sách điện tử này đã thực hiện nghiên cứu. Tóm tắt, chiến lược, mẹo và thủ thuật chỉ là đề xuất của tác giả và việc đọc Sách điện tử này sẽ không đảm bảo rằng kết quả của một người sẽ phản ánh chính xác kết quả của tác giả. Tác giả của Sách điện tử đã thực hiện tất cả các nỗ lực hợp lý để cung cấp thông tin hiện tại và chính xác cho người đọc Sách điện tử. Tác giả và các cộng sự của nó sẽ không chịu trách nhiệm pháp lý cho bất kỳ lỗi hoặc thiếu sót không chủ ý nào có thể được tìm thấy. Tài liệu trong Sách điện tử có thể bao gồm thông tin của bên thứ ba. Tài liệu của bên thứ ba bao gồm các ý kiến được thể hiện bởi chủ sở hữu của họ. Do đó, tác giả của Sách điện tử không chịu trách nhiệm hoặc trách nhiệm pháp lý đối với bất kỳ tài liệu hoặc ý kiến của bên thứ ba nào. Cho dù là do sự phát triển của internet hay do những thay đổi không lường trước được trong chính sách của công ty và nguyên tắc gửi biên tập, những gì được coi là sự thật tại thời điểm viết bài này có thể trở nên lỗi thời hoặc không thể áp dụng được sau này.

MỤC LỤC

GIỚI THIỆU

Ngày nay, có vẻ như chủ đề giảm cholesterol của bạn luôn ở trên môi của mọi người. Bạn xem các bài viết về nó trên tờ báo đị a phương và quảng cáo thuốc trên TV, và nó trở thành một chủ đề trò chuyện phổ biến. Có lẽ bạn đang xem cuốn sách này vì bác sĩ của bạn nói với bạn rằng lượng cholesterol của bạn ở mức "cao" hoặc "ngưỡng giới hạn". Có vẻ như những thuật ngữ như thế này luôn bị loại bỏ. Có lẽ bạn đã có các vấn đề về tim hoặc mạch máu khác có thể trầm trọng hơn do cholesterol tăng cao. Hoặc có lẽ bạn chỉ đang cố gắng ăn một chế độ ăn uống lành mạnh cho tim.

Như chúng ta đã thấy, có một số yếu tố góp phần vào lượng cholesterol và sức khỏe tổng thể của tim. Một số trong số chúng, như di truyền và tuổi tác, chúng ta không kiểm soát được. Nhưng những người khác chúng tôi làm. Về vấn đề này, có ba điều chính chúng ta có thể làm để giảm cholesterol. Một là dùng thuốc, và đó là điều bạn cần làm với bác sĩ của mình. Một cái khác là tập thể dục. Các nghiên cứu đã chỉ ra rằng tập thể dục thường xuyên có thể làm giảm cholesterol và giảm nguy cơ mắc bệnh tim và đột quỵ. Bác sĩ tim mạch của tôi khuyên bạn nên đi bộ tối thiểu 30 phút mỗi ngày. Nó không phải là tất cả những gì khó khăn, nhưng nó đòi hỏi một cam kết.

Yếu tố cuối cùng là chế độ ăn uống. Và đó là lý do ra đời cuốn sách này. Có một vài điều chúng ta có thể làm từ quan điểm ăn kiêng sẽ hữu ích. Điều đầu tiên đi đôi với tập thể dục là duy trì trọng lượng cơ thể phù hợp. Thừa cân là một yếu tố nguy cơ đã biết đối với bệnh tim.

Thứ hai, như đã đề cập trước đó, là hạn chế lượng chất béo bão hòa trong chế độ ăn uống của bạn. Tin tốt là các nhãn dinh dưỡng hiện được yêu cầu liệt kê lượng chất béo bão hòa, vì vậy việc theo dõi khá dễ dàng. Nhưng chất béo bão hòa không phải là chất béo xấu duy nhất. Ngoài ra còn có axit béo chuyển hóa, hoặc chất béo chuyển hóa, được tạo ra bằng cách hydro hóa chất béo lỏng để làm cho chất béo rắn ở nhiệt độ phòng, giống như trong sản xuất bơ thực vật. Chất béo chuyển hóa hiện cũng được liệt kê trên nhãn dinh dưỡng của thực phẩm đóng gói, giúp chúng dễ theo dõi hơn.

BỮA ĂN SÁNG

1. Semolina và Carom Pancakes

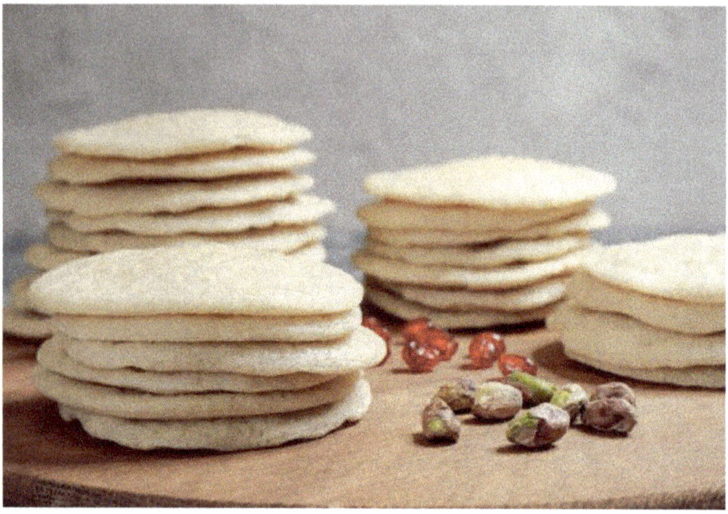

Máy chủ 4

Thành phần

- 1 chén semolina thô hoặc kem lúa mì nguyên chất
- 1 cốc sữa chua nguyên chất
- Muối, để hương vị
- Nước ở nhiệt độ phòng, khi cần thiết
- 1/4 muỗng cà phê bột nở
- 1/4 muỗng cà phê hạt carom
- 1/4 củ hành tím nhỏ, bóc vỏ và thái nhỏ
- ớt chuông đỏ nhỏ, bỏ hạt và thái nhỏ
- 1/2 quả cà chua nhỏ, bỏ hạt và thái nhỏ
- muỗng canh dầu thực vật

Hướng

a) Kết hợp bột báng, sữa chua và muối trong một bát trộn cỡ vừa; trộn đều. Thêm 1/4 đến 1/2 cốc nước để đạt được độ đặc của bột bánh pancake, đảm bảo rằng bạn không có bất kỳ cục nào trong bột. Thêm bột nở. Đặt sang một bên trong khoảng 20 phút.

b) Trong một bát riêng, tạo topping. Trộn hạt carom, hành tây, ớt chuông và cà chua. Làm nóng vỉ nướng ở mức trung bình thấp. Thêm một vài giọt dầu. Múc khoảng 1/4 cốc bột vào giữa vỉ nướng. Nó phải có độ dày của một chiếc bánh kếp thông thường. Khi bột bắt đầu nấu, bong bóng sẽ bắt đầu xuất hiện trên bề mặt.

c) Thêm một lượng nhỏ topping vào bánh khi nó vẫn còn ấm. Nhấn nhẹ xuống bằng mặt sau của muôi. Thêm một vài giọt dầu xung quanh các mặt của bánh kếp để giữ cho nó không bị dính.

d) Lật bánh lại và nướng mặt còn lại trong khoảng 2 phút. Lấy bánh ra khỏi bếp và đặt lên đĩa phục vụ. Phục vụ ấm áp.

2. bánh quế kê

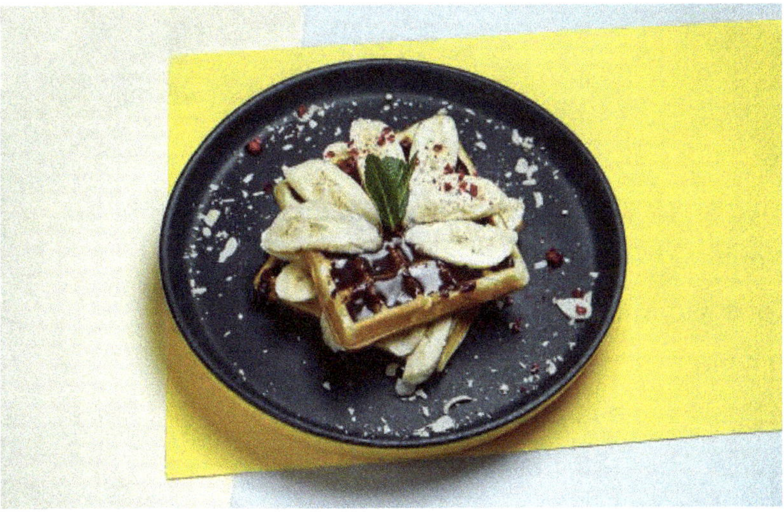

Năng suất: 4

Thành phần

- 1 c lên kê
- 1 c lên kiều mạch chưa nướng, hoặc yến mạch nguyên hạt
- $\frac{1}{4}$ c hạt lanh
- $\frac{1}{4}$ c vụn dừa nạo không đường (tùy chọn)
- 2 muỗng canh mật mía hoặc cây thùa
- 2 muỗng canh dầu dừa chưa tinh chế
- $\frac{1}{2}$ thìa muối
- 1-3 muỗng canh bột quế
- 1-3 muỗng canh vỏ cam (tùy chọn)
- $\frac{1}{4}$ c hạt hướng dương (tùy chọn)
- Si-rô sô-cô-la

Hướng

a) Đặt hạt kê, kiều mạch (hoặc yến mạch) và hạt lanh vào một cái bát nhỏ, thêm nước để ngập một inch và để yên qua đêm.

b) Lọc và loại bỏ nước ngâm. (Nó sẽ bị dính!) Cho các loại ngũ cốc vào máy xay sinh tố.

c) Thêm nước vừa đủ ngập hạt (khoảng $1\frac{1}{2}$ cốc). Sau đó thêm phần còn lại của các thành phần trừ hạt hướng dương. Trộn thành một bột dày. Một số hạt kê sẽ còn nguyên hạt và mang lại cảm giác giòn ngon.

d) Đổ một ít bột vào khuôn nướng bánh quế nóng. Rắc bột với hạt hướng dương (nếu sử dụng), đóng và nướng theo hướng dẫn của nhà sản xuất.
e) Phục vụ có hoặc không có toppings yêu thích của bạn.
f) Bạn có thể làm lạnh bột trong tối đa năm ngày.

3. Đậu phụ và Kales tranh giành

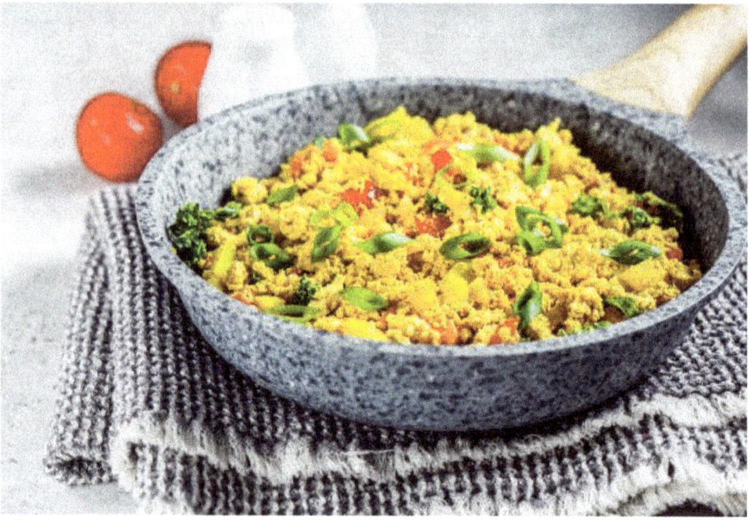

Khẩu phần 2

Thành phần

- 8 ounces 'đậu phụ siêu cứng
- 1-2 muỗng canh dầu ô liu
- 1/4 củ hành đỏ (thái lát mỏng)
- 1/2 ớt đỏ (thái lát mỏng)
- 2 chén cải xoăn (thái nhỏ)

Nước xốt

- 1/2 muỗng canh muối biển
- 1/2 muỗng canh bột tỏi
- 1/2 muỗng canh thì là
- 1/4 muỗng canh ớt bột
- Nước (để loãng)
- 1/4 muỗng canh nghệ (tùy chọn)

Để phục vụ (tùy chọn)

- điệu Salsa
- Ngò
- Nước sốt cay
- Bữa sáng khoai tây, bánh mì nướng và/hoặc trái cây

Hướng

a) Thấm khô đậu phụ và cuộn trong một chiếc khăn sạch, thấm nước có đặt vật nặng lên trên, chẳng hạn như chảo gang, trong 15 phút.

b) Trong khi đậu phụ đang ráo nước, chuẩn bị nước sốt bằng cách cho gia vị khô vào một bát nhỏ và thêm đủ nước để tạo thành nước sốt có thể rót được. Để qua một bên.

c) Chuẩn bị rau và làm nóng chảo lớn trên lửa vừa. Khi nóng, thêm dầu ô liu và hành tây và ớt đỏ. Nêm một nhúm muối và hạt tiêu và khuấy đều. Nấu cho đến khi mềm - khoảng 5 phút.

d) Thêm cải xoăn, nêm thêm một chút muối và tiêu rồi đậy vung hấp trong 2 phút.

e) Trong khi chờ đợi, mở đậu phụ và dùng nĩa để nghiền thành những miếng vừa ăn.

f) Sử dụng thìa để di chuyển rau sang một bên của chảo và thêm đậu phụ. Xào trong 2 phút, sau đó thêm nước sốt, đổ phần lớn nước sốt lên đậu phụ và một ít rau. Khuấy ngay lập tức, phân phối đều nước sốt. Nấu thêm 5-7 phút nữa cho đến khi đậu phụ hơi chuyển sang màu nâu.

g) Phục vụ ngay với khoai tây, bánh mì nướng hoặc trái cây cho bữa sáng.

4. Tortilla bí ngòi

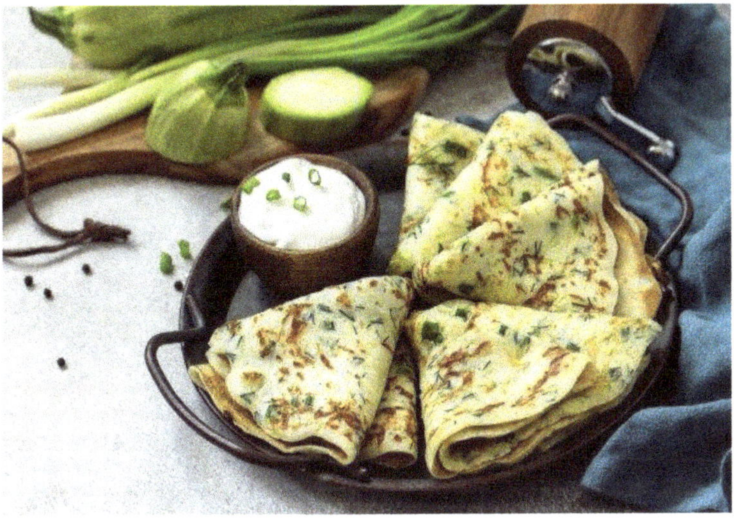

Thành phần:

- 2 muỗng cà phê dầu ô liu nguyên chất
- 1 củ hành vàng, xắt nhỏ
- 2 bí xanh, xắt nhỏ
- 8 quả trứng (hoặc 6 lòng trắng trứng và 3 quả trứng nguyên quả)
- Một chút xíu muối

Hướng

a) Đun nóng dầu trong chảo lớn trên lửa vừa. Thêm hành tây và nấu cho đến khi mềm. Thêm zucchini và khuấy, hạ nhiệt và đậy nắp.

b) Trong khi rau đang nấu, đập trứng vào một cái tô lớn. Thêm muối. Sau khi bí chín hoàn toàn, đổ trứng vào và đậy nắp lại.

c) Nấu cho đến khi mặt trên chín, hoặc nếu bạn là người thích mạo hiểm, hãy đặt đĩa ăn tối lên trên chảo và lật bánh tortilla lên đĩa. Trượt nó trở lại chảo và nấu thêm 3 phút hoặc cho đến khi đáy chín.

d) Ăn như bữa sáng hoặc bữa tối với salad ăn kèm, hoặc mang đi làm như một món ăn nhẹ hoặc mang theo trong ô tô khi chạy bộ.

5. Trái cây và Quinoa Protein yến mạch

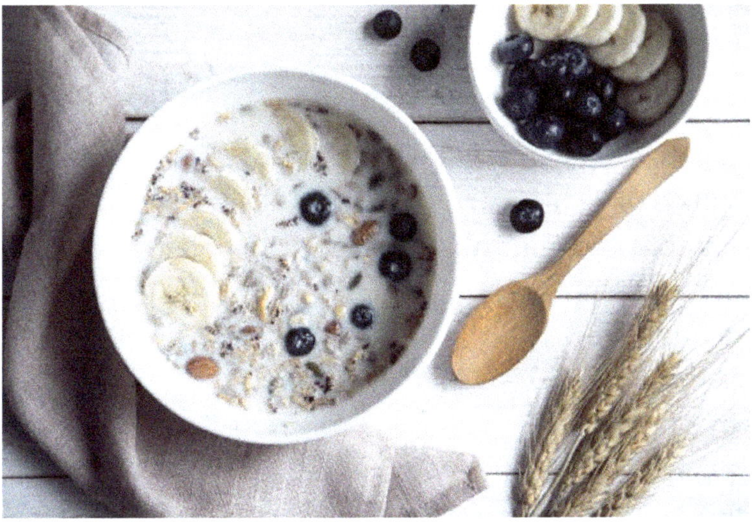

Năng suất: 1

Thành phần

- 1/4 chén yến mạch cán mỏng không chứa gluten
- 1/4 chén quinoa nấu chín
- 2 muỗng canh bột protein thuần chay vani tự nhiên
- 1 muỗng canh hạt lanh xay
- 1 muỗng canh quế
- 1/4 quả chuối, nghiền
- Một vài giọt stevia lỏng
- 1/4 chén quả mâm xôi
- 1/4 chén quả việt quất
- 1/4 chén đào thái hạt lựu
- 3/4 cốc sữa hạnh nhân không đường
- Toppings tùy chọn: dừa nướng, bơ hạnh nhân, hạnh nhân, hạt, trái cây sấy khô, trái cây tươi .

Hướng

a) Trong một bát vừa, kết hợp yến mạch, quinoa, bột protein, hạt lanh xay, quế và khuấy đều để kết hợp
b) Thêm chuối nghiền, cỏ ngọt (hoặc mật ong/xi-rô cây phong), quả mọng và đào vào.
c) Đổ sữa hạnh nhân vào, trộn đều các nguyên liệu với nhau.
d) Đặt trong tủ lạnh và để qua đêm.
e) Vào buổi sáng, lấy ra khỏi tủ lạnh, hâm nóng trên bếp hoặc trong lò vi sóng, hoặc thưởng thức lạnh!
f) Nếu bạn thấy hỗn hợp quá đặc vào buổi sáng, chỉ cần thêm một ít sữa hạnh nhân!

g) Thỏa sức sáng tạo với lớp phủ bên trên... thêm bơ hạt, các loại hạt, hạt, thêm trái cây, dừa .

6. Nước ép cà rốt Yogic

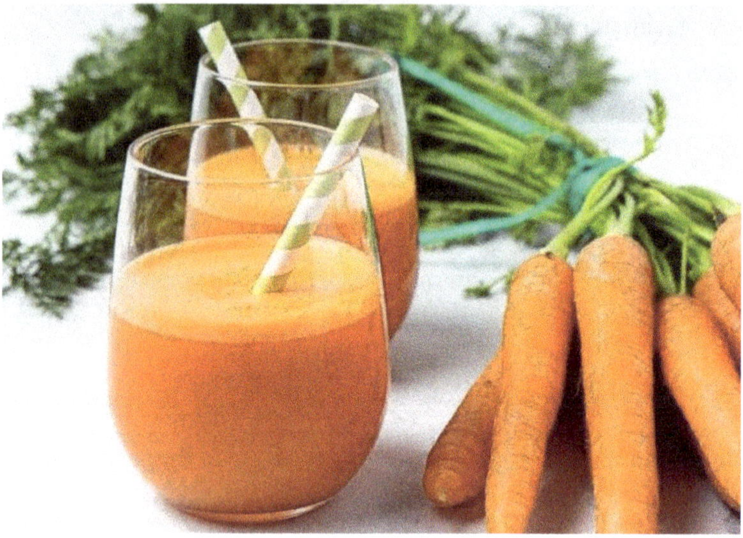

Thành phần:

- 3 củ cà rốt lớn, gọt vỏ và xắt nhỏ
- $\frac{1}{4}$ inch gừng, gọt vỏ
- 1 đến 2 lá bạc hà

Huóng

a) Ép hoặc trộn cà rốt, gừng và lá bạc hà. Uống ở nhiệt độ phòng.

7. Máy làm mát ớt dưa chuột

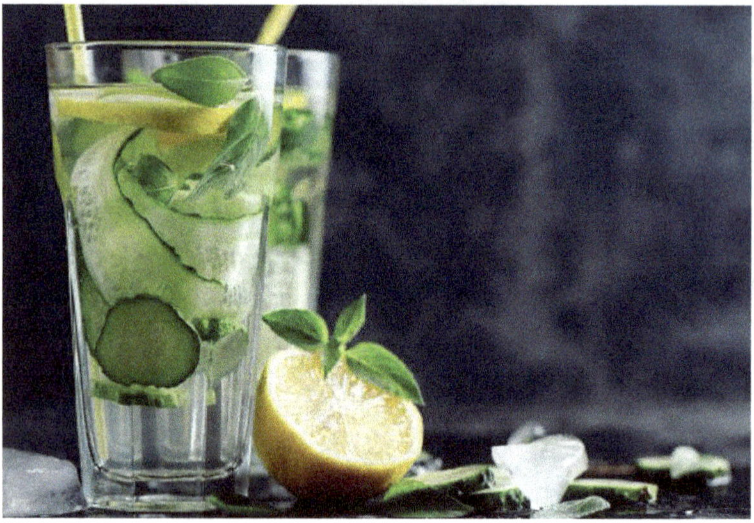

Giao bóng 4-6

Thành phần

- 2 quả dưa chuột không hạt vừa, gọt vỏ
- 1/2 muỗng cà phê hạt thì là
- 1/2 cốc sữa chua, đánh bông
- 1 tép tỏi, bóc vỏ
- 1 quả ớt xanh Serrano, bỏ hạt
- muỗng cà phê nước cốt chanh tươi
- Muối ăn, để nếm
- nhánh rau mùi tươi, bắt nguồn

Hướng

a) Để làm cốc dưa chuột: Cắt dưa chuột theo chiều ngang thành miếng 1 inch. Dùng dụng cụ nạo dưa để múc phần ruột bên trong. Để lại một đường viền 1/4 inch ở hai bên và phía dưới. Đặt úp cốc lên đĩa có lót khăn giấy cho ráo nước. Làm lạnh.

b) Đun nóng chảo trên lửa vừa. Thêm hạt thì là và rang khô cho đến khi có mùi thơm, khoảng 1 đến 2 phút. Khuấy liên tục để hạt không bị cháy. Để nguội rồi giã thô.

c) Sử dụng máy xay cầm tay hoặc muỗng trộn, trộn đều hạt thì là, sữa chua, tỏi, ớt xanh, nước cốt chanh tươi và muối. Chuyển hỗn hợp sữa chua vào tô trộn.

d) Xắt nhỏ rau mùi. Thêm nó vào hỗn hợp sữa chua.

e) Khi bạn đã sẵn sàng phục vụ, hãy đặt tất cả các cốc dưa chuột lên đĩa phục vụ. Cho hỗn hợp sữa chua vào từng cốc. Những thứ này có thể được làm trước và làm lạnh cho đến khi sẵn sàng phục vụ.

8. ngũ cốc táo

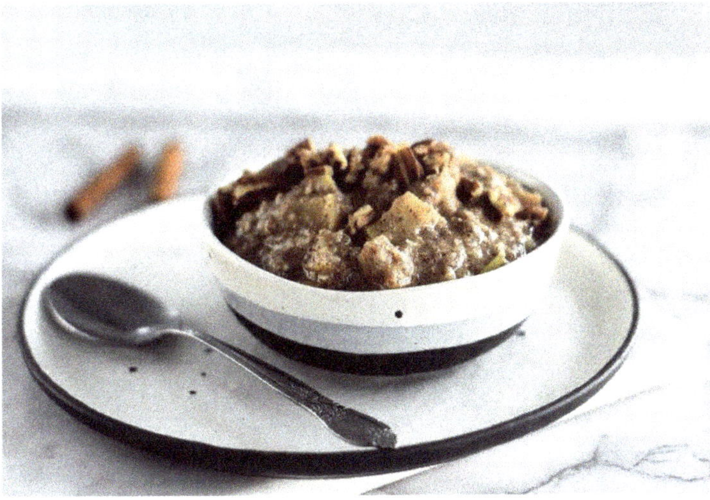

1 lần phục vụ

Thành phần:

- 1 quả táo
- 1 quả lê
- 2 nhánh cần tây
- 1 muỗng canh nước
- tùy chọn: quế

Huóng

a) Cắt táo, lê và cần tây thành từng miếng rồi cho vào máy xay sinh tố.

b) Xay trái cây và rau củ với nước thành hỗn hợp sánh mị n.

c) Thêm gia vị với quế nếu bạn thích.

9. Xúc xích ăn sáng Thổ Nhĩ Kỳ

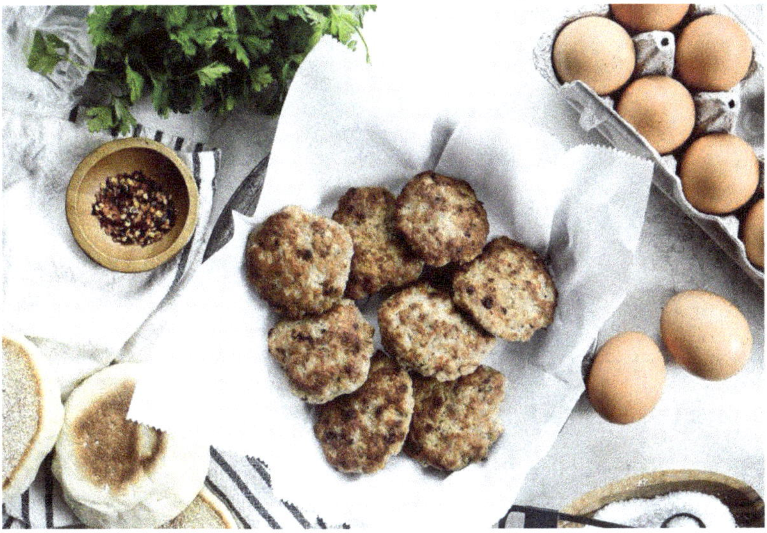

Thành phần:

- 1 pound (455 g) gà tây xay
- ¼ thìa cà phê (0,5 g) hạt tiêu đen
- ¼ thìa cà phê (0,5 g) tiêu trắng
- ¾ thìa cà phê (0,6 g) cây xô thơm khô
- ¼ thìa cà phê (0,4 g) chùy xay
- ½ thìa cà phê (1,5 g) bột tỏi
- ¼ thìa cà phê (0,8 g) bột hành
- ¼ thìa cà phê (0,5 g) hạt tiêu xay
- 1 thìa cà phê (5ml) dầu ô liu

Huớng

a) Kết hợp tất cả các thành phần, trộn đều.

b) Chiên, nướng hoặc làm nóng lò trước ở nhiệt độ 325°F (170°C, hoặc vạch gas 3) và nấu trên khay nướng đã bôi mỡ đến độ chín mong muốn.

10. Cơm hầm bữa sáng ngày tuyết rơi

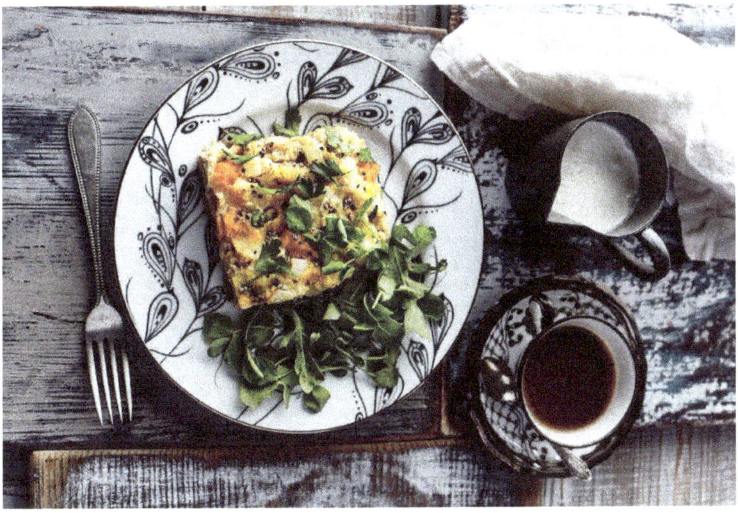

Thành phần:

- 2 lát thị t xông khói natri thấp
- 3 củ khoai tây, cắt nhỏ
- $\frac{1}{2}$ cốc (80 g) hành tây, xắt nhỏ
- $\frac{1}{4}$ cốc (37 g) ớt chuông xanh, thái nhỏ
- 1 cốc (235 ml) chất thay thế trúng
- $\frac{1}{4}$ cốc (30 g) phô mai cheddar ít béo, cắt nhỏ

Huóng

a) Làm nóng lò ở nhiệt độ 350°F (180°C, hoặc gas mark 4). Chiên thị t xông khói trong chảo lón. Vót thị t xông khói ra đĩa có lót khăn giấy để ráo nuóc. Thêm khoai tây, hành tây và ót xanh vào chảo và xào cho đến khi khoai tây giòn và hành tây mềm. Khuấy thị t xông khói vụn.

b) Chuyển sang đĩa nuóng vuông 8 inch (20 cm) đã bôi mỡ. Đổ chất thay thế trúng lên trên. Rắc phô mai. Nuóng cho đến khi trúng chín, khoảng 20 phút.

11. chảo ăn sáng

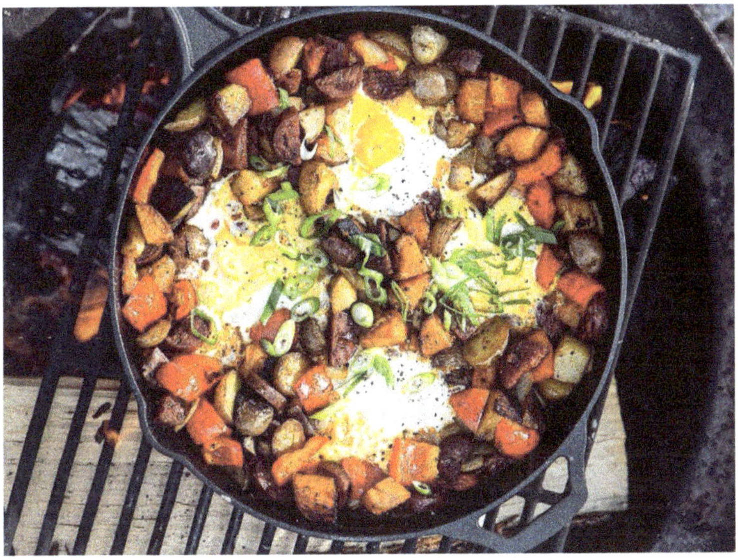

Thành phần:

- 1 muỗng canh (15 ml) dầu ô liu
- ¼ cốc (40 g) hành tây, thái nhỏ
- ¼ cốc (38 g) ớt chuông đỏ, thái nhỏ
- ½ cốc (105 g) khoai tây nâu băm đông lạnh, rã đông
- ¾ cốc (180 ml) chất thay thế trứng

Hướng

a) Đun nóng dầu trong một chảo lớn trên lửa vừa. Xào hành tây và ớt chuông đỏ cho đến khi mềm. Thêm khoai tây chiên và nấu cho đến khi khoai tây mềm và bắt đầu chuyển sang màu nâu, thỉ nh thoảng khuấy.

b) Đổ chất thay thế trứng lên rau và tiếp tục nấu trong 5 phút hoặc cho đến khi đông lại, thỉ nh thoảng khuấy.

12. kết thúc bữa sáng

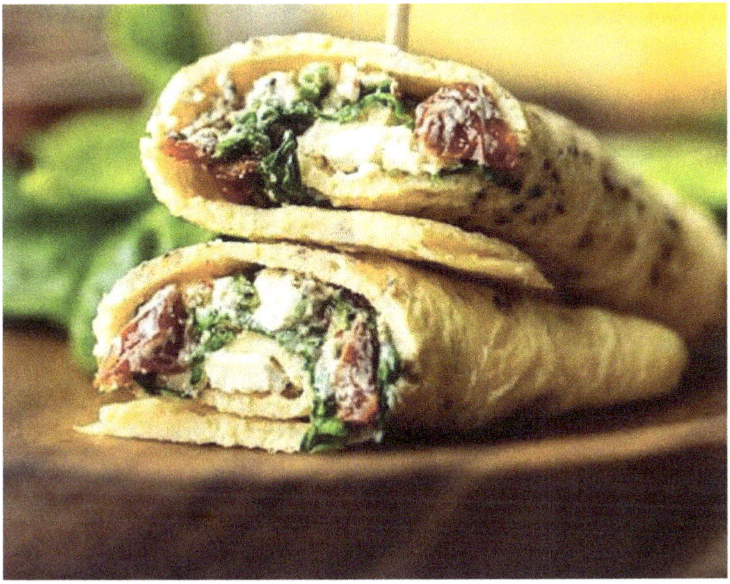

Thành phần:

- 1 củ khoai tây vừa
- $\frac{1}{2}$ pound (225 g) Xúc xích ăn sáng kiểu Thổ Nhĩ Kỳ
- $\frac{1}{2}$ cốc (80 g) hành tây, xắt nhỏ
- 1 thìa cà phê (2,6 g) ớt bột
- $\frac{1}{4}$ thìa cà phê (0,5 g) ớt cayenne
- $\frac{1}{2}$ cốc (120 ml) chất thay thế trứng
- 6 bánh bột mì
- $\frac{1}{2}$ cốc (58 g) phô mai cheddar ít béo, cắt nhỏ

Huóng

a) Luộc hoặc cho khoai tây vào lò vi sóng cho đến khi mềm. Gọt vỏ và cắt thành khối. Xúc xích nâu trong chảo rán. Thêm hành tây xắt nhỏ, bột ớt và ớt cayenne và nấu trong 10 phút. Xả và loại bỏ bất kỳ chất béo. Thêm khoai tây và trứng. Khuấy cho đến khi trứng được thiết lập.

b) Chia đều hỗn hợp giữa các bánh tortillas đã được hâm nóng, phủ phô mai vụn lên trên và cuộn tròn các bánh tortillas để bao bọc hỗn hợp.

13. Bữa sáng Quesadilla

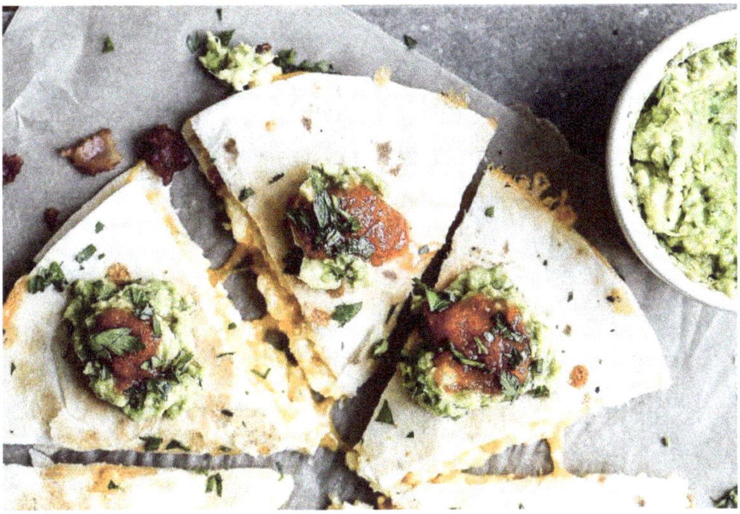

Thành phần:

- 1 cốc (240 ml) chất thay thế trúng
- $\frac{1}{4}$ cốc (56 g) salsa
- $\frac{1}{4}$ cốc (30 g) phô mai cheddar ít béo, cắt nhỏ
- 8 cái bánh ngô

Huóng

a) Thay thế trúng khuấy, khuấy trong salsa và pho mát khi nó gần như được thiết lập. Xị t nhẹ một mặt của bánh tortillas trong bình xị t dầu ô liu không dính và đặt 4 mặt đã thoa dầu xuống khay nướng.

b) Chia hỗn hợp trúng vào bánh tortillas, trải đều với độ dày. Cho phần bánh ngô còn lại lên trên, úp mặt có dầu. Nướng quesadillas trong 3 phút mỗi mặt hoặc cho đến khi nóng đều và có màu vàng nâu. Cắt thành phần tư để phục vụ.

14. trứng tráng rau

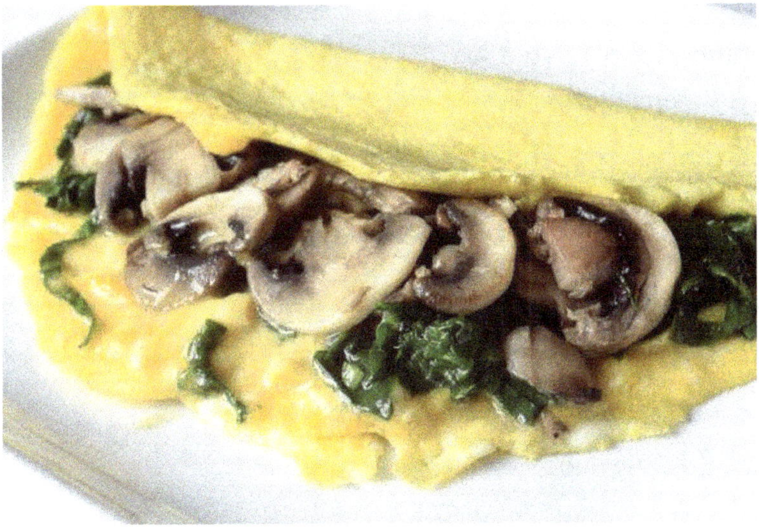

Thành phần:

- 1 muỗng canh (15 ml) dầu ô liu
- 2 ounce (55 g) nấm, thái lát
- $\frac{1}{4}$ cốc (40 g) hành tây, thái hạt lựu
- $\frac{1}{4}$ cốc (37 g) ớt chuông xanh, thái hạt lựu
- $\frac{1}{4}$ cốc (28 g) bí xanh, thái lát
- $\frac{1}{2}$ cốc (90 g) cà chua, thái hạt lựu
- 1 cốc (240 ml) chất thay thế trứng
- 2 muỗng canh (30 g) kem chua không béo
- 2 thìa canh (30ml) nước
- 2 ounce (55 g) phô mai Thụy Sĩ, cắt nhỏ

Huớng

a) Thêm dầu ô liu vào chảo lớn và xào nấm, hành tây, ớt chuông xanh, bí xanh và cà chua cho đến khi mềm, thêm cà chua vào cuối cùng. Đánh đều chất thay thế trứng, kem chua và nước cho đến khi bông xốp. Tráng chảo trứng tráng hoặc chảo bằng bình xị t rau củ không dính và đặt trên lửa vừa và cao.

b) Đổ hỗn hợp trứng vào chảo. Nhấc các cạnh khi nấu để trứng chưa chín chảy bên dưới. Khi trứng gần đông lại, phủ phô mai và rau xào lên một nửa quả trứng rồi gấp nửa còn lại lại. Tiếp tục nấu cho đến khi trứng chín hoàn toàn.

15. Xúc xích Frittata

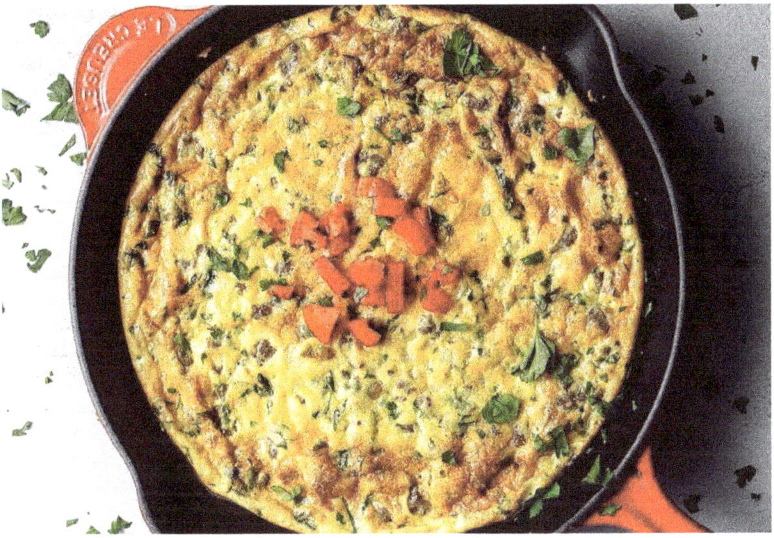

Thành phần:

- 1 cốc (240 ml) chất thay thế trứng
- $\frac{1}{4}$ cốc (60 ml) sữa tách kem
- 8 ounce (225 g) Xúc xích ăn sáng kiểu Thổ Nhĩ Kỳ
- $\frac{1}{2}$ cốc (75 g) ớt chuông xanh, thái nhỏ
- 4 ounce (115 g) phô mai cheddar ít béo, cắt nhỏ

Hướng

a) Làm nóng trước gà thị t. Kết hợp chất thay thế trứng và sữa trong bát vừa; đánh cho đến khi trộn đều. Để qua một bên. Đặt chảo chống dính 12 inch (30 cm) dành cho gà thị t trên lửa vừa và cao cho đến khi nóng. Thêm xúc xích; nấu và khuấy trong 4 phút hoặc cho đến khi không còn màu hồng, dùng thìa bẻ nhỏ xúc xích. Xả xúc xích trên khăn giấy; để qua một bên. Thêm hạt tiêu vào cùng một chảo; nấu và khuấy trong 2 phút, hoặc cho đến khi mềm giòn.

b) Cho xúc xích trở lại chảo. Thêm hỗn hợp trứng; khuấy đều cho đến khi hòa quyện. Che; nấu trên lửa vừa và thấp trong 10 phút hoặc cho đến khi trứng gần chín. Rắc phô mai lên trên frittata. Nướng trong 2 phút hoặc cho đến khi phô mai tan chảy và trứng chín. Cắt thành nêm.

16. Frittata rau

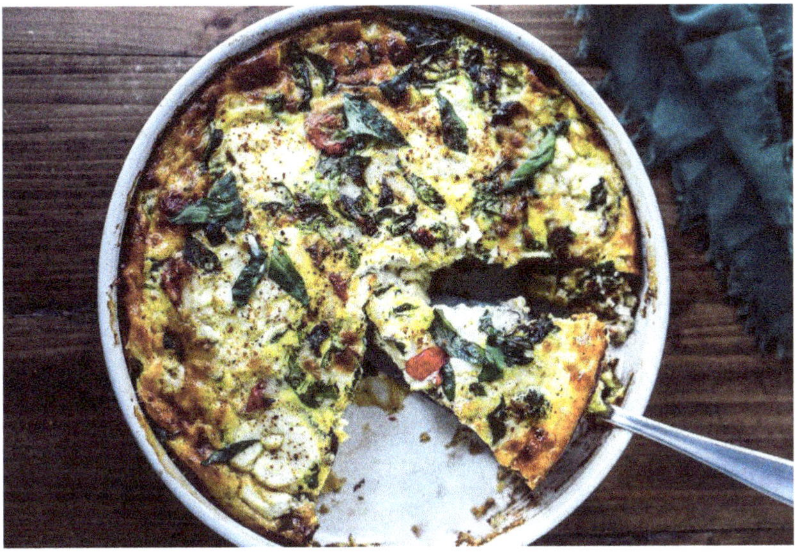

Thành phần:

- $\frac{1}{2}$ cốc (75 g) ớt chuông đỏ, thái hạt lựu
- $\frac{1}{2}$ cốc (80 g) hành tây, xắt nhỏ
- 1 cốc (70 g) bông cải xanh
- 8 ounce (225 g) nấm, thái lát
- 1 cốc (113 g) bí xanh, thái lát
- $1\frac{1}{2}$ cốc (355 ml) chất thay thế trứng
- 1 muỗng canh (0,4 g) mùi tây khô
- $\frac{1}{4}$ thìa cà phê (0,5 g) hạt tiêu đen
- 2 ounce (55 g) phô mai Thụy Sĩ, cắt nhỏ

Huớng

a) Xị t dầu thực vật chống dính lên một cái chảo lớn, dùng được trong lò nướng. Xào ớt chuông đỏ, hành tây và bông cải xanh cho đến khi chín mềm. Thêm nấm và bí xanh và xào thêm 1 đến 2 phút nữa. Khuấy đều chất thay thế trứng, rau mùi tây và hạt tiêu rồi đổ lên hỗn hợp rau củ, dàn đều.

b) Đậy nắp và nấu trên lửa vừa trong 10 đến 12 phút hoặc cho đến khi trứng gần chín. Rắc phô mai lên trên. Đặt bên dưới vỉ nướng cho đến khi trứng chín và phô mai tan chảy.

17. Pasta Frittata

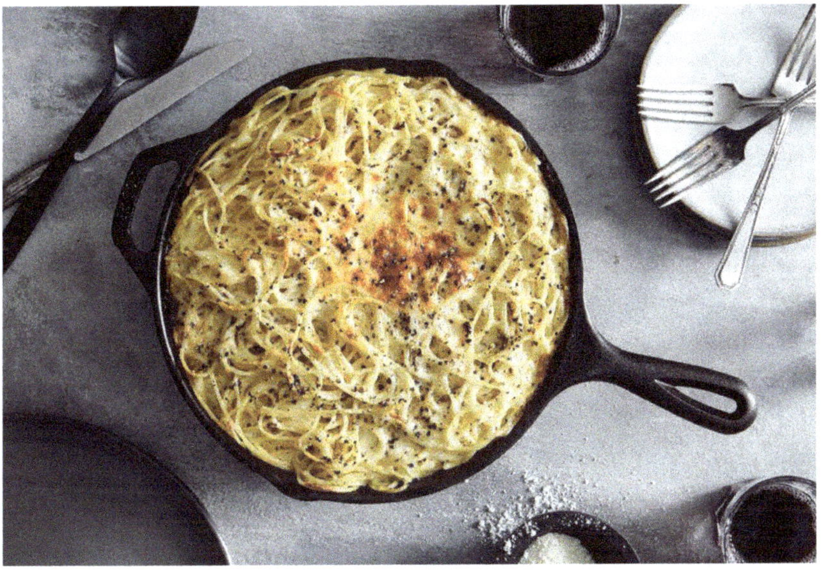

Thành phần:

- 2 muỗng canh (30ml) dầu ô liu
- 1 chén (150 g) ớt chuông đỏ, thái hạt lựu
- 1 chén (160 g) hành tây, xắt nhỏ
- 2 chén (100 g) mì ống nấu chín
- $\frac{1}{4}$ cốc (25 g) phô mai Parmesan bào
- 1 cốc (235 ml) chất thay thế trứng

Huóng

a) Làm nóng chảo chống dính 10 inch (25 cm) an toàn cho gà thị t. Khi chảo nóng, thêm dầu, sau đó xào ớt chuông đỏ và hành tây trong 2 đến 3 phút, khuấy thường xuyên. Thêm mì ống vào chảo, trộn đều. Khi các nguyên liệu đã được trộn đều, dùng thìa ấn xuống mì ống để làm phẳng mì xuống đáy chảo. Hãy để nó nấu thêm vài phút nữa. Đánh bông Parmesan bào vào hỗn hợp thay thế trứng.

b) Đổ hỗn hợp trứng lên trên mì ống, đảm bảo trứng trải đều. Nhẹ nhàng nâng các cạnh của mì ống để trứng chảy bên dưới và bao phủ hoàn toàn mì ống. Để trứng nấu trong 6 đến 9 phút. Trượt chảo vào vỉ nuớng đã được làm nóng trước và nấu xong.

18. Bữa ăn sáng với khoai tây

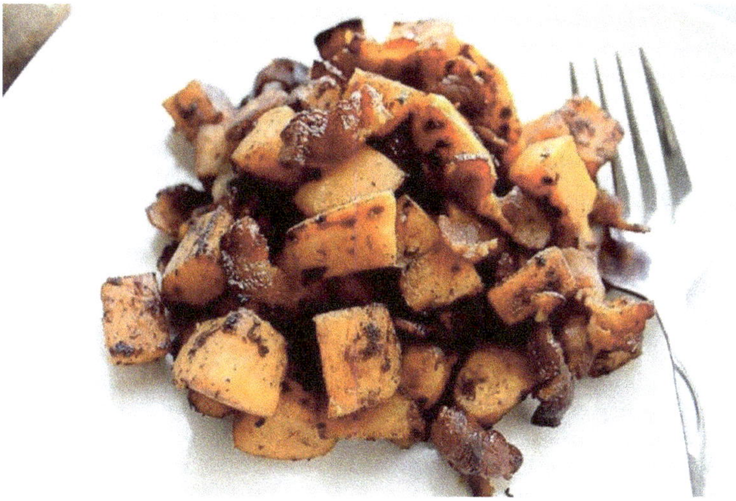

Thành phần:

- 4 củ khoai tây
- 1 chén (160 g) hành tây, xắt nhỏ
- $\frac{1}{4}$ cốc (37 g) ớt chuông xanh, thái nhỏ
- 1 muỗng canh (14 g) bơ thực vật không muối
- $\frac{1}{2}$ thìa cà phê (1 g) hạt tiêu đen mới xay

Huớng

a) Luộc hoặc cho khoai tây vào lò vi sóng cho đến khi gần chín. Làm khô hạn. Xắt nhỏ khoai tây và kết hợp với hành tây và ớt chuông xanh. Làm tan chảy bơ thực vật trong một cái chảo nặng. Thêm hỗn hợp khoai tây.

b) Rắc tiêu đen lên trên. Chiên cho đến khi chín vàng, lật thường xuyên.

BỮA ĂN NHẸ

19. Kẹo đậu nành gà

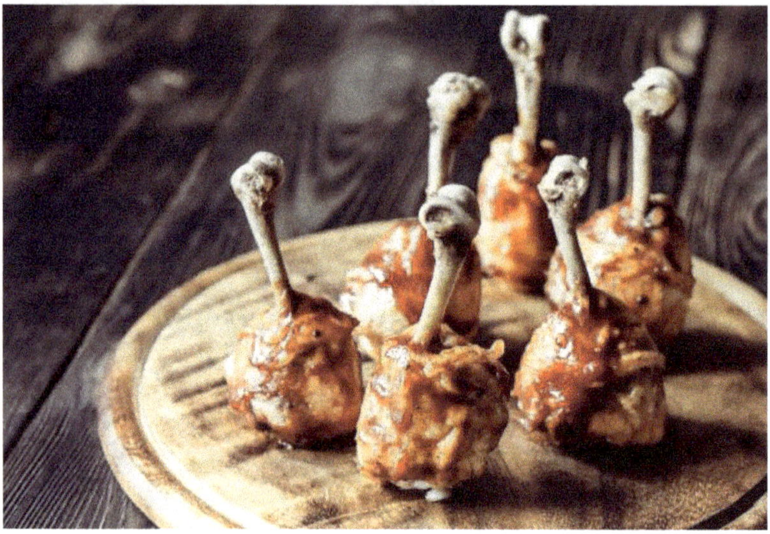

Máy chủ 4

Thành phần

- 2 muỗng canh gừng-tỏi dán
- 4 muỗng canh bột mì đa dụng
- 4 muỗng canh bột ngô
- 3 muỗng canh nước tương
- 1 muỗng cà phê bột ớt đỏ
- 1 muỗng cà phê đường
- 1/2 muỗng canh giấm trắng
- Nước, khi cần thiết
- 8-10 đùi gà hoặc cánh gà nhỏ, đã lột da
- 11/2 chén dầu thực vật

Hướng

a) Trong một bát lớn, kết hợp Bột gừng-Tỏi, bột mì đa dụng, bột ngô, nước tương, bột ớt đỏ, đường và giấm. Thêm đủ nước để tạo thành hỗn hợp sệt, mị n. Thêm thị t gà và làm lạnh trong 3 đến 4 giờ.

b) Trong một cái chảo sâu lòng, đun nóng 5 đến 6 muỗng canh dầu thực vật. Thêm một vài miếng thị t gà vào dầu và chiên cho đến khi giòn. Nếu dầu bắt đầu bắn tung tóe, bạn có thể đậy chảo bằng tấm chắn chống văng hoặc nắp đậy. Tiếp tục cho đến khi tất cả các miếng được nấu chín. Loại bỏ bất kỳ nước ướp còn lại.

c) Vớt các miếng gà ra và đặt lên khăn giấy để thấm bớt dầu thừa. Phục vụ ngay lập tức.

20. gà với sữa chua

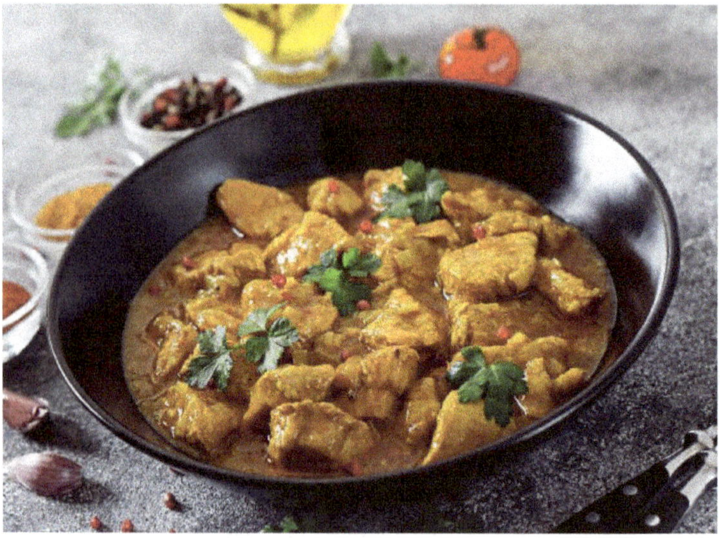

Phục vụ 4-5

Thành phần

- 2 muỗng canh dầu mù tạt hoặc dầu thực vật
- 1/2 muỗng cà phê hạt mù tạt đen
- 1/2 muỗng cà phê hạt thì là hoang dã
- 2 quả ớt đỏ khô
- 1/4 muỗng cà phê hạt cỏ cà ri
- 1 muỗng canh gừng-tỏi dán
- 8 đùi gà không da
- 1/2 muỗng cà phê bột ớt đỏ
- 1/4 muỗng cà phê bột nghệ
- Muối ăn, để nếm
- 1 cốc sữa chua nguyên chất 1 cốc nước
- Nước cốt của 1/2 quả chanh

Huóng

a) Trong một cái chảo lón, đun nóng dầu cho đến khi gần bốc khói. Giảm nhiệt xuống mức trung bình. Nhanh chóng thêm hạt mù tạt và nigella, ớt đỏ và hạt cỏ ca ri. Chiên trong khoảng 30 giây.

Thêm Bột Gừng-Tỏi và xào thêm 10 giây nữa. Thêm thị t gà và xào trong khoảng 2 phút. Giảm nhiệt xuống mức trung bình. Thêm ớt đỏ, bột nghệ và muối; xào cho đến khi gà chín đều các mặt. Thêm sữa chua và trộn đều. Thêm khoảng 1 cốc nước. Giảm nhiệt xuống thấp, đậy nắp chảo và nấu trong 20 đến 25 phút. Thêm nước cốt chanh và nấu thêm 1 phút nữa. Phục vụ nóng.

21. Tôm chiên cay

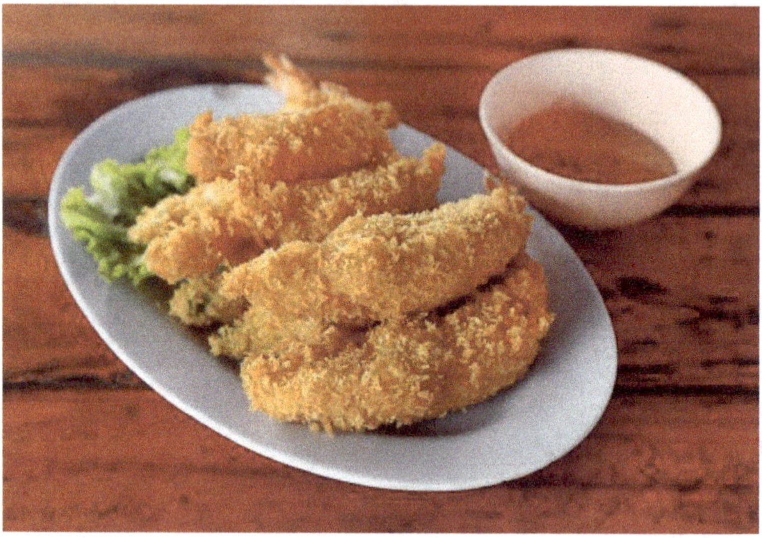

Máy chủ 4

Thành phần

- 1 pound tôm, còn đuôi và bỏ chỉ
- 1 muỗng cà phê bột nghệ
- 1 muỗng cà phê bột ớt đỏ
- 1 ớt xanh Serrano, bỏ hạt và băm nhỏ
- 1 muỗng canh củ gừng tươi nạo
- 1 muỗng canh tép tỏi tươi băm nhỏ
- muỗng canh nước cốt chanh tươi
- Muối ăn, để nếm
- trứng, đánh đập
- muỗng canh bột mì đa dụng
- Dầu thực vật để chiên ngập dầu

Huớng

a) Bướm tôm và đặt sang một bên.

b) Trong một cái bát cạn, trộn nghệ, bột ớt đỏ, ớt xanh, gừng, tỏi, nước cốt chanh và muối; trộn đều.

c) Đặt trứng vào đĩa thứ hai. Đặt bột vào một món ăn nông.

d) Lăn từng con tôm với hỗn hợp gia vị , sau đó nhúng qua trứng rồi lăn qua bột mì. Tiếp tục cho đến khi tất cả tôm được tráng. Loại bỏ bất kỳ quả trứng và bột mì còn lại.

e) Đun nóng dầu thực vật trong nồi chiên sâu hoặc chảo sâu lòng đến 350°. Rán từng con tôm cho đến khi có màu vàng nâu.

22. gà cắn gừng

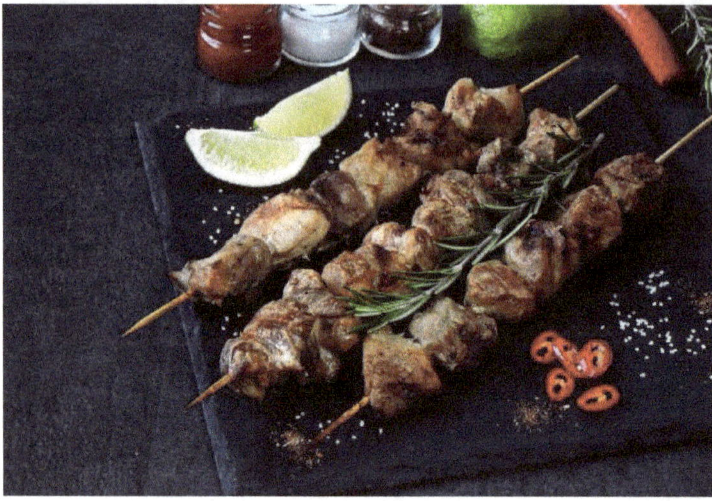

Máy chủ 4

Thành phần

- 1 cốc sữa chua Hưng
- 2 muỗng canh củ gừng nạo
- 1 muỗng cà phê nước cốt chanh tươi
- 1 muỗng canh dầu thực vật
- 1/2 muỗng cà phê (hoặc nếm thử) bột ớt đỏ
- Muối ăn, để nếm
- 11/2 pound ức gà không da, không xương, cắt khối
- 2 muỗng canh bơ tan chảy
- chanh nêm, để trang trí

Hướng

a) Trong một cái bát hoặc túi nhựa có thể khóa lại, kết hợp sữa chua, gừng nạo, nước cốt chanh, dầu, bột ớt đỏ và muối; trộn đều. Thêm khối gà. Ướp, đậy nắp và để trong tủ lạnh từ 5 đến 6 giờ hoặc tốt nhất là qua đêm.

b) Làm nóng lò ở 425°.

c) Xiên gà vào xiên và phết bơ tan chảy. Đặt gà lên khay nướng có lót giấy bạc và nướng trong khoảng 7 phút. Xoay một lần và phết bơ còn lại. Nướng thêm 7 phút nữa hoặc cho đến khi có màu vàng nâu và nước trong. Phục vụ nóng, trang trí với lát chanh.

23. Fig nhồi lê

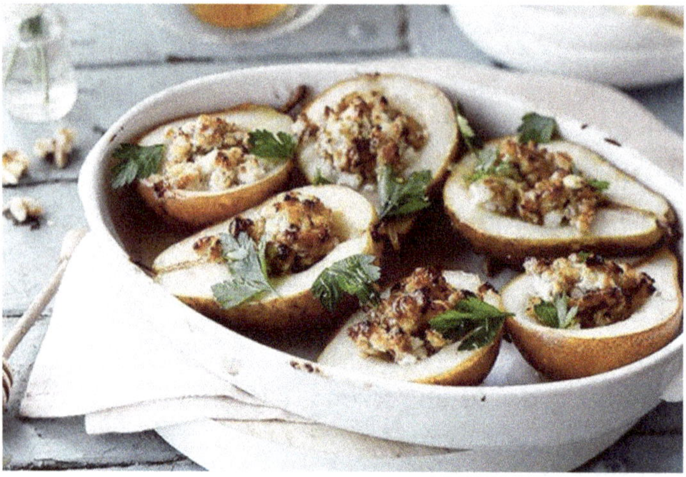

2 phần ăn

Thành phần:

- $\frac{1}{4}$ cốc (50 ml) quả óc chó
- 5 quả sung, ngâm
- $\frac{1}{2}$ muỗng cà phê quế
- $\frac{1}{2}$-$\frac{3}{4}$inch (1-2 cm) gừng tươi, nạo
- 2 muỗng cà phê nước cốt chanh
- 1 nhúm nhục đậu khấu
- $\frac{1}{4}$-$\frac{1}{2}$cup nước ngâm quả sung
- 1 quả lê

Huớng

a) Nghiền quả óc chó trong một bộ xử lý thực phẩm. Thêm quả sung và tiếp tục trộn. Thêm các thành phần còn lại và trộn cho đến khi trộn đều.

b) Cắt quả lê thành lát và phết hỗn hợp lên chúng.

24. Dâu đen với sữa chua hạt Brazil

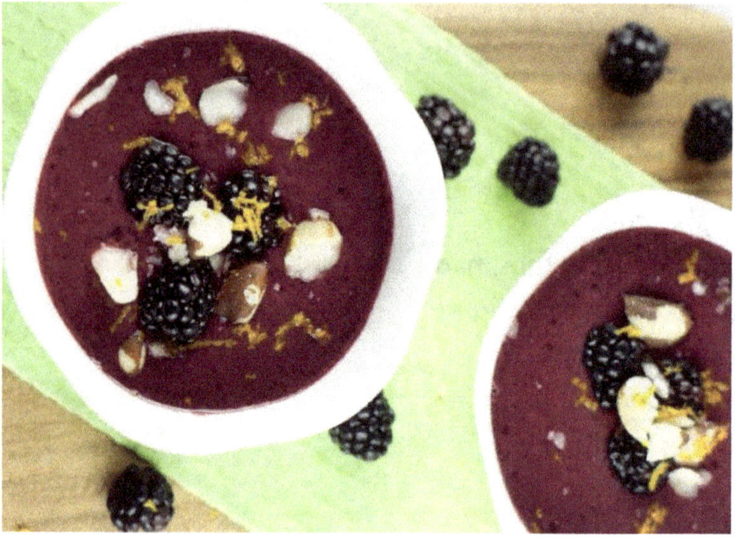

1 lần phục vụ

Thành phần:

- ½ cốc (100 ml) quả hạch Brazil
- 1½ cốc (300 ml) nước
- ¼ cốc (50 ml) quả mâm xôi, đông lạnh hoặc rã đông một phần
- 1 muỗng canh bột acai (tùy chọn)
- 2 quả mơ, ngâm 1 nhúm muối

Huớng

a) Trộn các loại hạt Brazil trong nước để có độ sệt giống như sữa và lọc qua lưới lọc hoặc túi sữa hạt.

b) Trộn với tất cả các thành phần khác cho đến khi bạn có một ly sinh tố.

25. viên gia vị

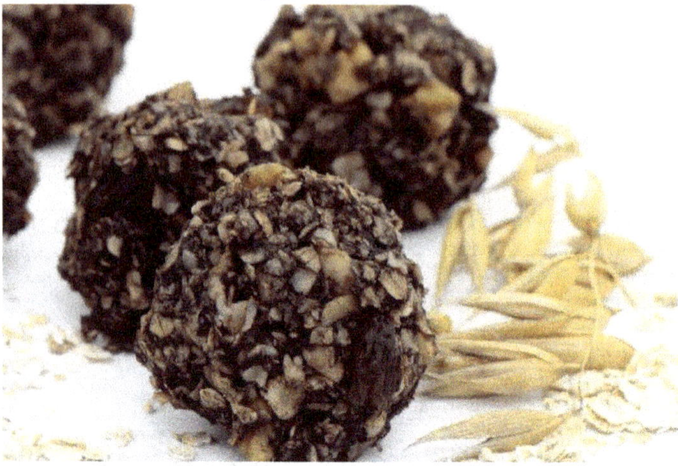

10-15 quả bóng

Thành phần:

- 1 cốc nhỏ (200 ml) hạnh nhân
- $1\frac{1}{2}$ cốc (300 ml) hạt hướng dương
- $\frac{1}{2}$ cốc (100 ml) hạt bí ngô
- 2 muỗng cà phê gừng xay
- 2 muỗng cà phê đinh hương xay 2 muỗng canh quế
- một nhúm muối
- $\frac{1}{4}$ cốc (50ml) dầu dừa
- $1\frac{3}{4}$ cốc (400 ml) nho khô ngâm nước

Hướng

a) Cho hạnh nhân, hạt hướng dương và hạt bí ngô vào máy xay thực phẩm cho đến khi chúng được băm nhuyễn. Thêm gia vị và muối và chế biến lại.

b) Biến dầu dừa thành chất lỏng trên nồi hơi đôi ấm áp .

c) Thêm dừa và nho khô, và xử lý cho đến khi trộn đều. Bóp thành quả bóng và làm lạnh. Dầu dừa sẽ làm cho các viên kẹo đặc lại.

26. snack cần tây

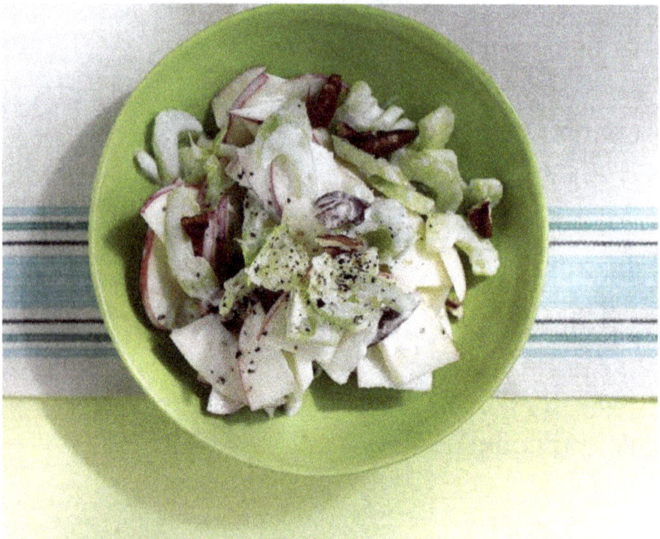

1 lần phục vụ

Thành phần:

- 1 quả táo
- cọng cần tây
- $\frac{1}{4}$ cốc (50 ml) quả óc chó ngâm nước

Huóng

a) Cắt táo và cần tây thành miếng nhỏ và băm nhỏ quả óc chó.

b) Trộn tất cả các thành phần với nhau.

27. bóng tảo xoắn

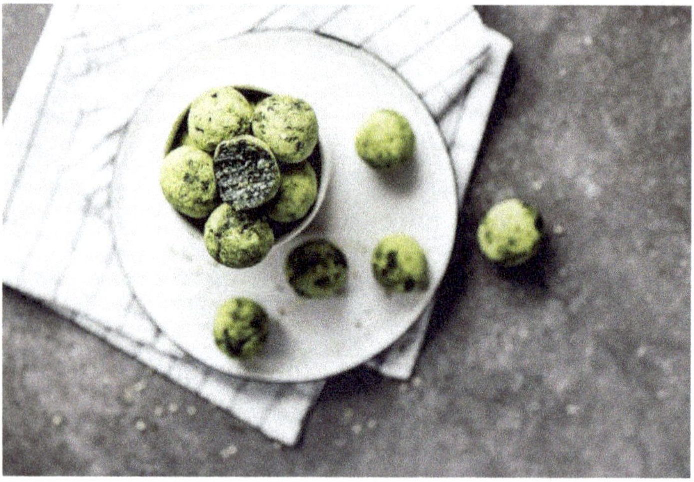

10-15 quả bóng

Thành phần:

- 3 cốc (700 ml) quả phỉ
- $1\frac{1}{2}$ cốc (300 ml) nho khô ngâm nước
- 2 muỗng canh dầu dừa, vỏ chanh nạo từ 2 quả chanh
- 1 muỗng canh bột tảo xoắn

Hướng

a) Xay hạt phỉ trong máy xay thực phẩm cho đến khi chúng được xay nhuyễn.

b) Thêm nho khô và xử lý lại. Thêm dầu dừa, vỏ chanh và bột tảo xoắn. Vo thành những viên vừa ăn, hoặc ăn nguyên viên.

28. P , P và P

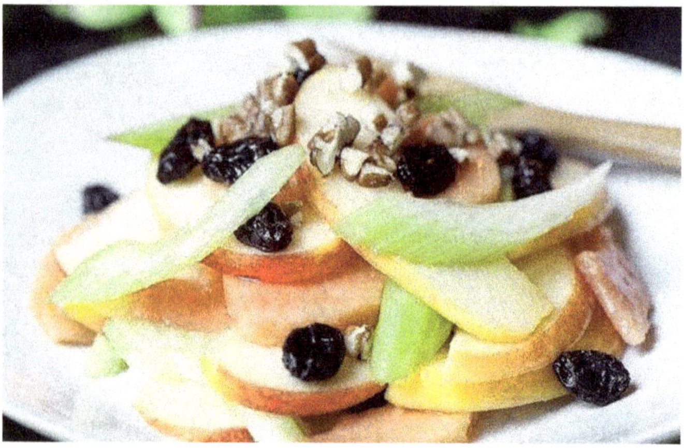

1 lần phục vụ

Thành phần:

- $\frac{1}{4}$ quả đu đủ lớn hoặc $\frac{1}{2}$ quả nhỏ
- 1 quả lê
- $\frac{1}{4}$ cốc (50 ml) quả hồ đào

Huớng

a) Cắt đu đủ và lê thành miếng, và cắt thô các loại hạt.

b) Đặt tất cả các thành phần trong một cái bát đẹp.

29. bánh quy hành tây

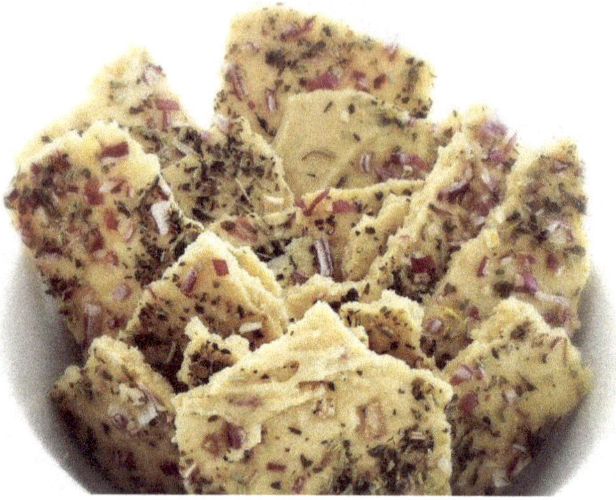

Thành phần:

- $1\frac{1}{2}$ cốc (300 ml) hạt bí ngô
- $\frac{1}{2}$ cốc (100 ml) hạt lanh ngâm nước
- $\frac{1}{2}$-1 củ hành tím

Huóng

a) Chuẩn bị bằng cách ngâm hạt lanh trong 1 cốc nước trong 4 giờ. Nghiền hạt bí ngô trong bộ xử lý thực phẩm cho đến khi chúng được thái nhỏ. Thêm hạt lanh đã ngâm và xử lý lại. Thêm hành tím, cắt miếng lón hon và trộn thành bột.

b) Trải một lóp mỏng và đều trên giấy da hoặc tờ giấy da. Cắt thành hình vuông bằng dao bơ.

30. súp lơ vàng

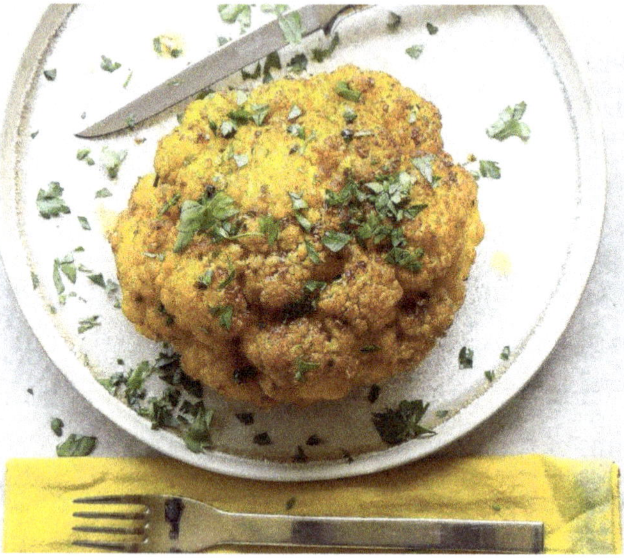

2 phần ăn

Thành phần:

- 1 đầu súp lơ
- 2 muỗng cà phê nước cốt chanh một chút muối
- 1 muỗng canh dầu ô liu
- 1-2 muỗng canh cà ri
- 1 quả ớt chuông vàng
- $1\frac{1}{4}$ ounce (50 g) chồi đậu
- $\frac{3}{4}$ cốc (50 ml) hạt hướng dương
- 1 quả bơ

Hướng

a) Cắt súp lơ thành những bông hoa nhỏ. Xung trong bộ xử lý thực phẩm cho đến khi thái nhỏ. Thêm nước cốt chanh, muối, dầu ô liu và cà ri và chế biến lại cho đến khi mọi thứ được trộn đều. Cho vào bát.

b) Cắt ớt thành miếng và trộn vào hỗn hợp súp lơ với chồi đậu và hạt hướng dương.

c) Ăn kèm với bơ.

31. Sushi với hạt Brazil

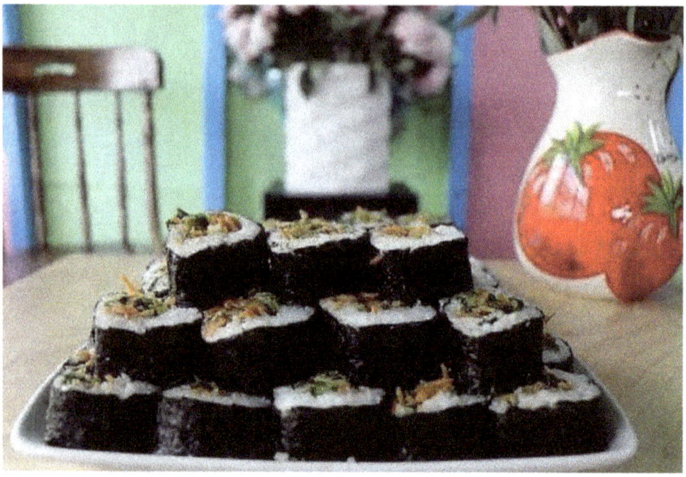

2 phần ăn

Thành phần:

- 6 tấm nori
- $\frac{3}{8}$ cốc (75 ml) quả hạch Brazil
- 1 quả bơ
- 1 cốc nhỏ (200 ml) dưa cải bắp

Hướng

a) Cắt các tấm nori thành dải rộng 2 inch (5 cm). Cắt thô các loại hạt và thái hạt lựu quả bơ.

b) Trộn với dưa cải bắp. Đặt hỗn hợp vào dải nori và gấp lại.

32. cuộn ớt và quả óc chó

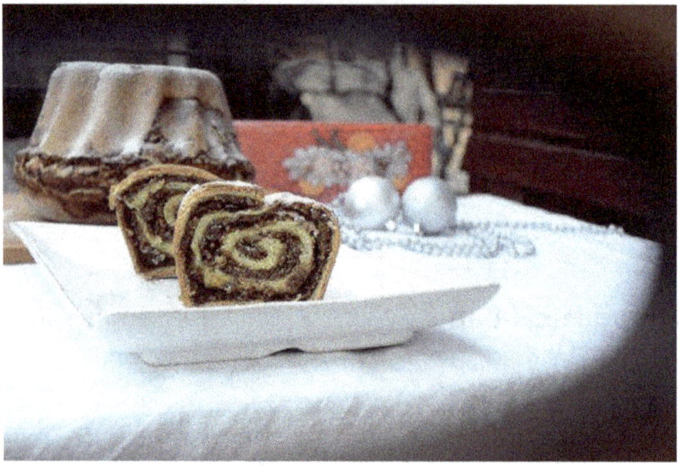

2-3 phần ăn

Thành phần:

- 5 tờ nori
- 1½ cốc (350 ml) quả óc chó
- 2 củ cà rốt
- 5 quả cà chua phơi nắng, ngâm nước
- ¼-½ quả ớt tươi
- ½ cốc (100 ml) oregano, tươi
- ¼ quả ớt đỏ
- 1 thìa nước cốt chanh
- ½ cốc (100 ml) dưa cải bắp

Huớng

a) Cắt các tấm nori thành dải rộng 2 inch (5 cm).

b) Xay quả óc chó trong máy xay thực phẩm cho đến khi chúng được cắt nhỏ. Thêm cà rốt xắt nhỏ. Thêm cà chua khô, ớt, Oregano, hạt tiêu và chanh và trộn cho đến khi mị n. Đặt nhúng vào một cái bát.

c) **Cách làm món cuộn:** Lấy một dải rong biển khô và thêm khoảng 3 thìa nước chấm hạt và ½ thìa dưa cải bắp.

d) Cuộn lại và lặp lại để tạo thành khoảng 10 cuộn.

33. Sushi nhẹ

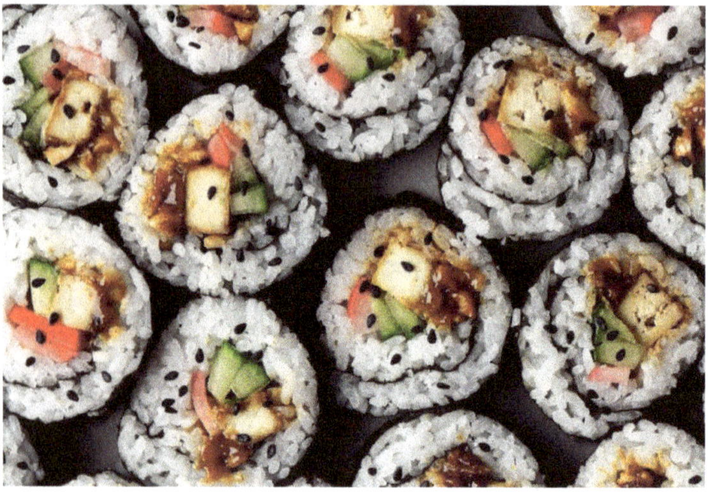

2 phần ăn

Thành phần:

- 1 củ cải vàng
- 2 củ cà rốt
- 2 ớt chuông vàng
- $\frac{1}{4}$ quả đu đủ lớn hoặc 1 quả nhỏ
- 1 quả bơ, cắt miếng nhỏ 6 tờ nori
- Phục vụ với: wasabi dán và tamari để hương vị

Huóng

a) Gọt vỏ củ cải vàng. Thái nhỏ rau mùi tây, cà rốt và ớt, sau đó cắt đu đủ thành miếng dài 2 inch (5 cm). Cắt bơ thành lát mỏng là tốt. Bày rau ra đĩa.

b) Cắt các tấm nori thành dải rộng 2 inch (5 cm).

c) Phục vụ tamari và wasabi trong các bát riêng biệt. Đặt một que từng loại rau lên nori với một ít wasabi và cuộn lại. Nhúng cuộn vào tamari ngay trước khi ăn.

34. trúng cá muối Texas

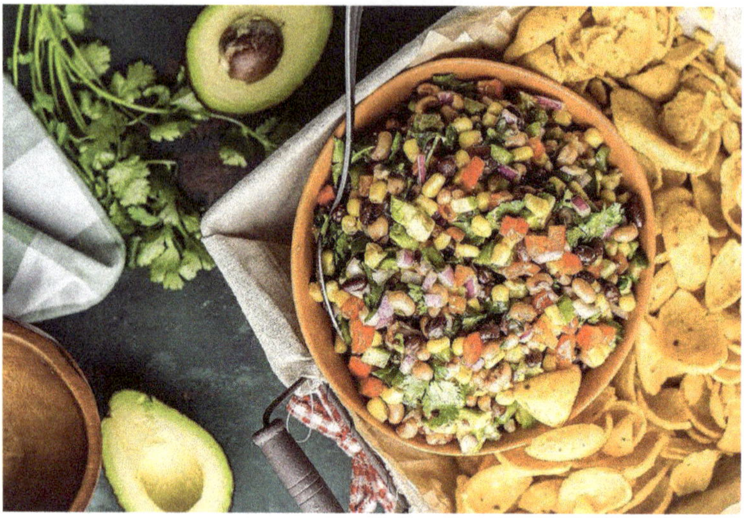

Thành phần:

- ⅓cốc (55 g) hành tây, xắt nhỏ
- ½ cốc (75 g) ớt chuông xanh, thái nhỏ
- ½ cốc (50 g) hành lá, thái nhỏ
- ¼ cốc (36 g) ớt jalapeño, thái nhỏ
- 1 muỗng canh (10 g) tỏi băm
- 20 quả cà chua bi, cắt làm tư
- 8 ounce (235 ml) nước xốt Ý giảm béo
- 2 cốc (450 g) đậu mắt đen đóng hộp, để ráo nước
- ½ thìa cà phê (1 g) rau mùi xay
- ¼ cốc (15 g) rau mùi tươi, thái nhỏ

Hướng

a) Trong một bát lớn, trộn đều hành tây, ớt chuông xanh, hành lá, ớt jalapeño, tỏi, cà chua bi, sốt Ý, đậu mắt đen và rau mùi. Che và làm lạnh trong tủ lạnh khoảng 2 giờ.

b) Quăng với rau mùi tươi ngay trước khi phục vụ.

35. Khoai tây chiên không béo

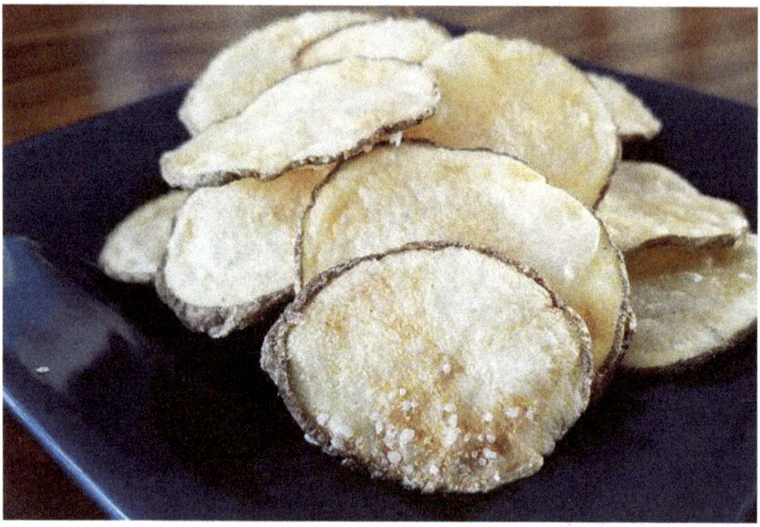

Thành phần:

- 4 củ khoai tây vừa
- Sự lựa chọn của bạn về gia vị hoặc thảo mộc

Huớng

a) Nếu khoai tây đã già, hãy gọt vỏ trước khi cắt lát. Nếu khoai tây còn mới hoặc có vỏ tốt thì không cần gọt vỏ mà chỉ cần chà kỹ. Thái lát khoai tây dày 1/16 inch (1,5 mm), cắt ngang củ khoai tây.

b) Rắc các loại gia vị hoặc thảo mộc bạn chọn nếu muốn. Nếu bạn có khay thị t xông khói bằng lò vi sóng, hãy đặt khoai tây đã cắt lát lên khay thành một lóp. Đậy nắp bằng nhựa nặng, tròn, dùng được trong lò vi sóng. Nếu bạn không có khay đựng thị t xông khói, hãy đặt khoai tây vào giữa hai đĩa an toàn với lò vi sóng. Lò vi sóng ở mức cao (hết công suất) trong 7 đến 8 phút.

c) Thời gian nấu có thể thay đổi đôi chút, tùy thuộc vào công suất lò vi sóng của bạn. Bạn không cần phải lật khoai tây thái lát. Đĩa sẽ nóng khi khoai tây chín. Tiếp tục cho phần khoai tây thái lát còn lại vào lò vi sóng như huớng dẫn ở trên.

36. Khoai tây chiên Tortilla ít chất béo

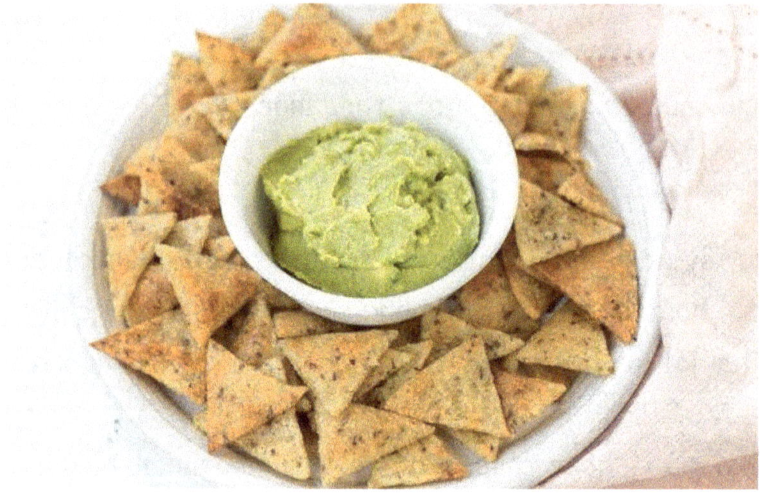

Thành phần:

- 1 bánh ngô
- Bình xị t dầu thực vật chống dính

Huóng

a) Làm nóng lò ở nhiệt độ 350°F (180°C, hoặc gas mark 4). Cắt tortilla thành 6 miếng. Đặt các miếng bánh tortilla lên khay nướng. Xị t bằng bình xị t dầu thực vật không dính. Xoay bánh tortillas và phun phía bên kia.

b) Nướng trong 10 phút, hoặc cho đến khi giòn và có màu nâu ở các cạnh.

37. Hành lá nhúng ít chất béo

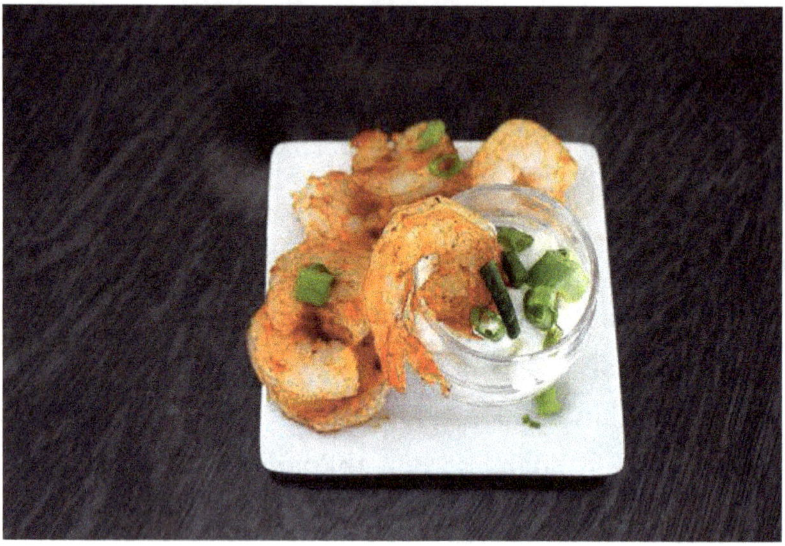

Thành phần:

- 1 cốc (225 g) phô mai ít béo
- $\frac{1}{4}$ cốc (25 g) hành lá, thái nhỏ
- 2 thìa cà phê (10 ml) nước cốt chanh

Hướng

a) Kết hợp tất cả các thành phần trong máy xay sinh tố hoặc máy xay thực phẩm và chế biến cho đến khi mị n.

b) Làm lạnh trong ít nhất một giờ để cho thời gian phát triển hương vị .

38. Garbanzo nhúng

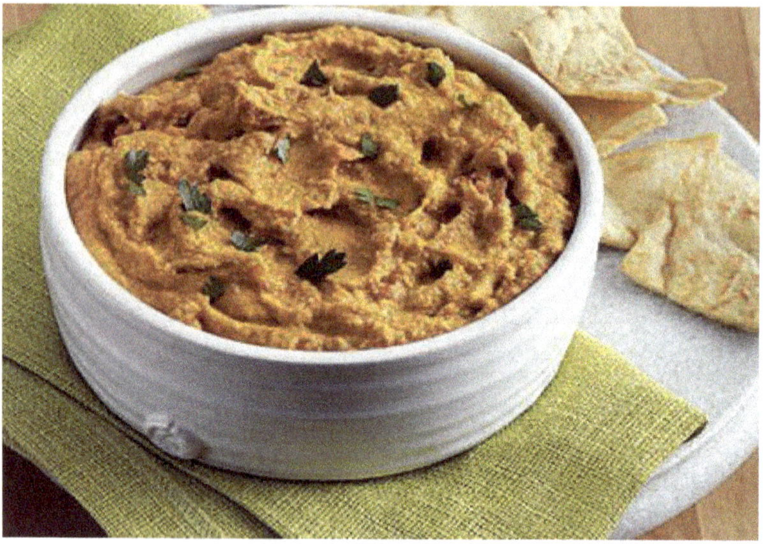

Thành phần:

- 2 cốc (450 g) đậu garbanzo đóng hộp, để ráo nước và rửa sạch
- 1 cốc (230 g) sữa chua không béo
- 2 muỗng canh (30 ml) nước cốt chanh
- 2 muỗng canh (30ml) dầu ô liu
- Một chút nước sốt tiêu nóng
- 1 cốc (135 g) dưa chuột, gọt vỏ và thái hạt lựu
- $\frac{1}{4}$ cốc (40 g) hành tím, xắt nhỏ
- $\frac{1}{4}$ cốc (30 g) cà rốt, nạo
- $\frac{1}{2}$ cốc (90 g) cà chua roma , xắt nhỏ

Hướng

a) Trộn garbanzos, sữa chua, nước cốt chanh, dầu ô liu và sốt tiêu nóng trong máy xay sinh tố hoặc máy xay thực phẩm cho đến khi mị n.

b) Chuyển nhúng vào một bát phục vụ nông. Trộn các thành phần còn lại với nhau và phết lên trên.

MÓN CHÍNH

39. Đậu xanh và cơm với rau

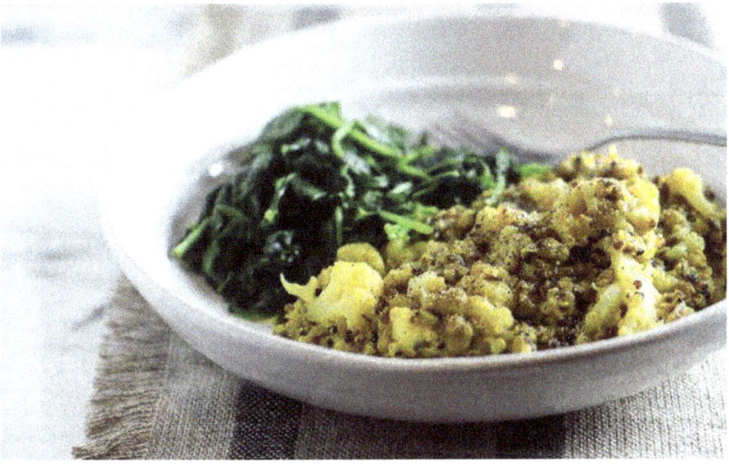

Thành phần:

- 4 ½ cốc nước
- ½ chén đậu xanh nguyên hạt
- ½ chén gạo basmati
- 1 củ hành tây, băm nhỏ và 3 tép tỏi, băm nhỏ
- ¾ chén củ gừng băm nhỏ
- 3 chén rau xắt nhỏ
- 2 muỗng canh ghee hoặc dầu
- ¾ muỗng canh bột nghệ
- ¼ muỗng cà phê ớt khô nghiền nát
- ¼ muỗng cà phê tiêu đen xay
- ½ muỗng cà phê rau mùi
- ½ muỗng cà phê thì là
- ½ muỗng cà phê muối

Huớng:

a) Vo sạch đậu xanh và gạo. Thêm đậu xanh vào nước sôi và nấu cho đến khi chúng bắt đầu tách ra. Thêm gạo và nấu thêm 15 phút nữa, thỉ nh thoảng khuấy. Bây giờ thêm các loại rau.

b) Đun nóng ghee / dầu trong chảo xào và thêm hành tây, tỏi và gừng và xào cho đến khi trong. Thêm gia vị và nấu thêm 5 phút, khuấy liên tục. Thêm một chút nước nếu cần thiết. Thêm phần này vào cơm và đậu đã nấu chín. Bạn có thể thay thế các loại rau tùy thích, cũng như sử dụng Bragg Liquid Amin, tamari hoặc nước tương thay cho muối. Hương vị tuyệt vời với sữa chua!

40. Peppery-Crusted Tuna

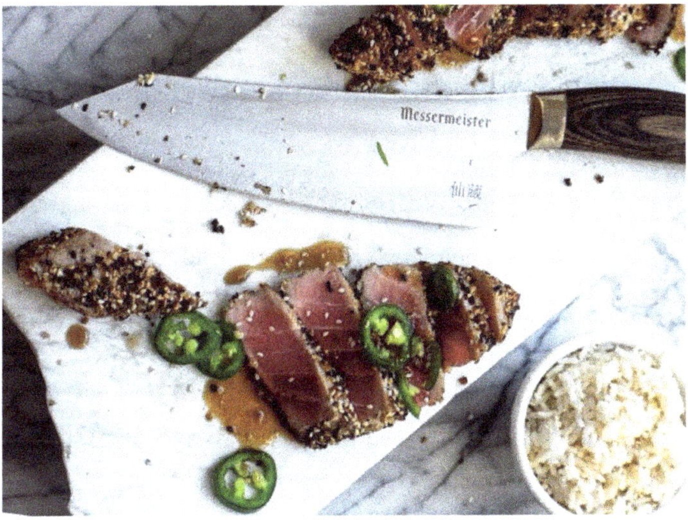

Thành phần

- 1 (5-ounce) miếng cá ngừ hoang dã
- Nước cốt của 1 quả chanh
- $\frac{1}{4}$ chén tiêu đen xay thô
- $\frac{1}{4}$ chén hạt mè
- 1 muỗng canh dầu ô liu siêu nguyên chất
- 1 tép tỏi, thái lát mỏng

Hướng

a) Cho cá ngừ vào tô và phủ nước cốt chanh tươi. Đặt hạt tiêu và hạt vừng trên một đĩa phẳng. Nhúng cá ngừ vào hạt tiêu/vừng và phủ kín.

b) Đun nóng dầu và tỏi trong chảo nhỏ trên lửa lớn. Thêm cá ngừ vào chảo và nấu 1 phút mỗi bên. Ăn kèm với rau bina xào hoặc salad ăn kèm với dầu ô liu nguyên chất và nước cốt chanh.

41. Risotto gạo lúc

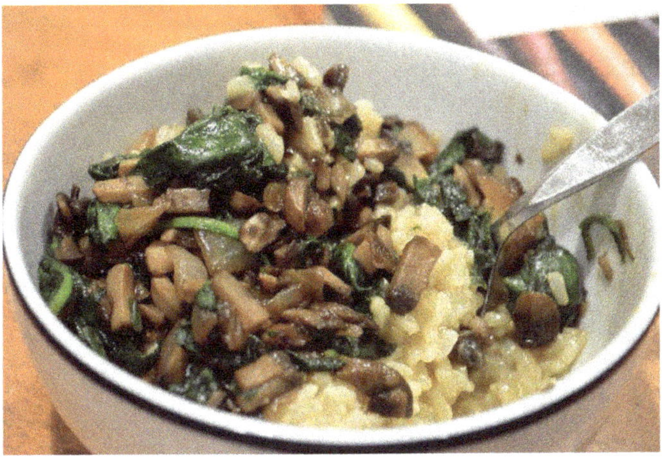

Thành phần

- 1 muỗng canh dầu ô liu siêu nguyên chất
- 2 tép tỏi, băm nhỏ
- 1 quả cà chua lớn, xắt nhỏ
- 3 nắm rau mồng tơi
- 1 chén nấm, xắt nhỏ
- 2 chén bông cải xanh
- Muối và hạt tiêu cho vừa ăn
- 2 chén gạo lứt nấu chín
- nhúm nghệ tây
- Phô mai Parmesan nạo (tùy chọn)
- mảnh ớt đỏ (tùy chọn)

Hướng

a) Đun nóng dầu trong một chảo lớn trên lửa vừa. Xào tỏi cho đến khi nó bắt đầu chuyển sang màu vàng. Thêm cà chua, rau bina, nấm và bông cải xanh. Nêm muối và hạt tiêu và nấu cho đến khi rau mềm. Cho gạo và nghệ tây vào, đảo đều để nước rau ngấm vào gạo.

b) Phục vụ ấm hoặc lạnh, rắc phô mai Parmesan và/hoặc ớt đỏ, nếu bạn thích.

42. độc Nachos

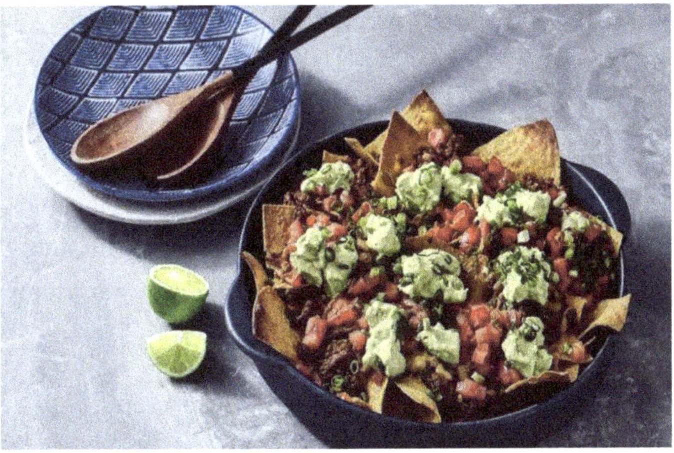

Thành phần

- 1 muỗng canh dầu ô liu siêu nguyên chất
- 2 tép tỏi, băm nhỏ
- 2 chén rau bina bé
- $\frac{1}{2}$ pound thịt bò xay hữu cơ
- $\frac{1}{2}$ củ hành trắng, xắt nhỏ
- 1 quả cà chua, xắt nhỏ
- $\frac{1}{2}$ quả bơ, thái hạt lựu
- Kem chua, jalapeños thái lát, ngò tươi, để trang trí
- Bánh tortilla mè xanh

Hướng:

a) Đun nóng dầu trong chảo trên lửa vừa. Thêm tỏi và nấu cho đến khi chuyển sang màu vàng. Thêm rau bina và xào cho đến khi héo, khoảng 5 phút. Lấy ra khỏi chảo và để nguội trên đĩa.

b) Trong cùng một chảo, thêm thịt bò xay, dùng thìa gỗ nghiền nhỏ khi nấu. Khi thịt chín vớt ra cho lên đĩa rau mồng tơi.

c) Lên trên với hành tây, cà chua và bơ. Trang trí với một ít kem chua, jalapeños và rau mùi, nếu muốn.

d) Phục vụ với khoai tây chiên tortilla và thưởng thức!

43. Pasta không mái vòm

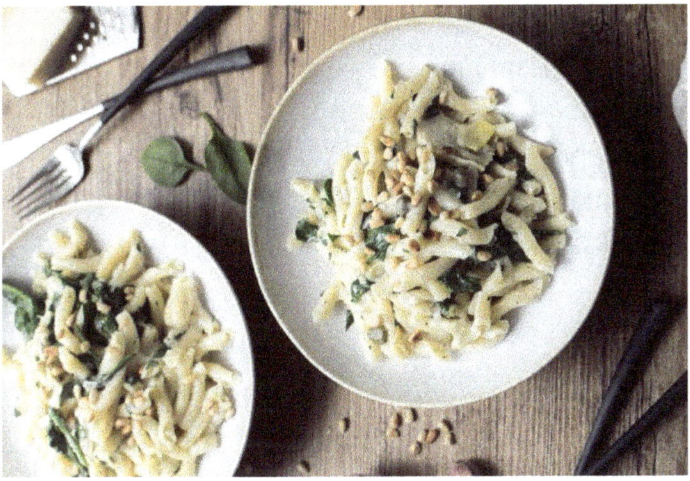

Thành phần

- mì kiều mạch 8 ounce
- 1 (14-ounce) lon atisô (trong nước)
- 1 nắm bạc hà tươi
- ½ chén hành lá xắt nhỏ
- 2 muỗng canh hạt hướng dương (tùy chọn)
- 4 muỗng canh dầu ô liu nguyên chất

Hướng:

a) Đun sôi một nồi nước lớn. Thêm mì ống và nấu từ 8 đến 12 phút, theo hướng dẫn trên bao bì.

b) Trong khi nấu, cắt nhỏ trái atisô và băm nhỏ bạc hà. Khi chín, vớt mì ra và cho vào tô.

c) Thêm atisô, bạc hà, hành lá và hạt hướng dương (nếu dùng và bạn không bị đau nửa đầu).

d) Mưa phùn với dầu ô liu và quăng. Bạn có thể phục vụ món này nóng hoặc lạnh.

44. Cá vàng

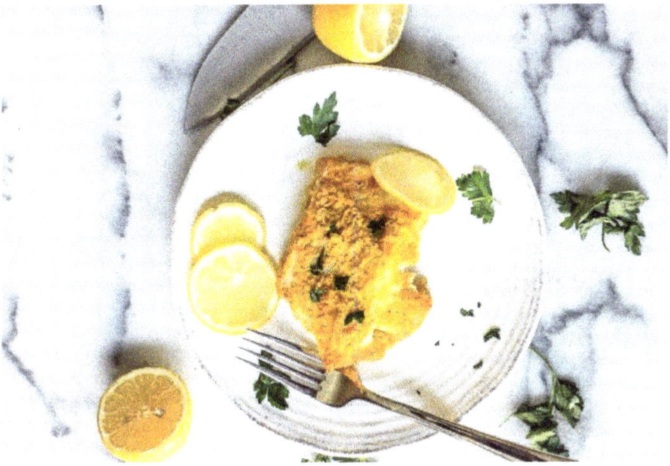

Thành phần:

- 1 muỗng canh dầu ô liu siêu nguyên chất
- 2 tép tỏi
- 1 củ hành vàng lớn, thái lát
- 4 (6 ounce) cá tuyết Alaska đánh bắt tự nhiên (hoặc cá đánh bắt tự nhiên tùy chọn)
- Nước cốt của 2 quả chanh
- 1 muỗng cà phê nghệ

Hướng:

a) Đun nóng dầu trong một chảo lớn trên lửa vừa. Thêm tỏi và nấu cho đến khi bắt đầu chuyển sang màu vàng. Thêm hành tây và nấu cho đến khi mờ.

b) Vắt nước cốt chanh lên cá và rắc nghệ lên. Nướng cá 5 phút mỗi mặt hoặc cho đến khi cá dễ dàng bong ra bằng nĩa. Ăn kèm với cơm và rau.

45. Giòn cá hồi

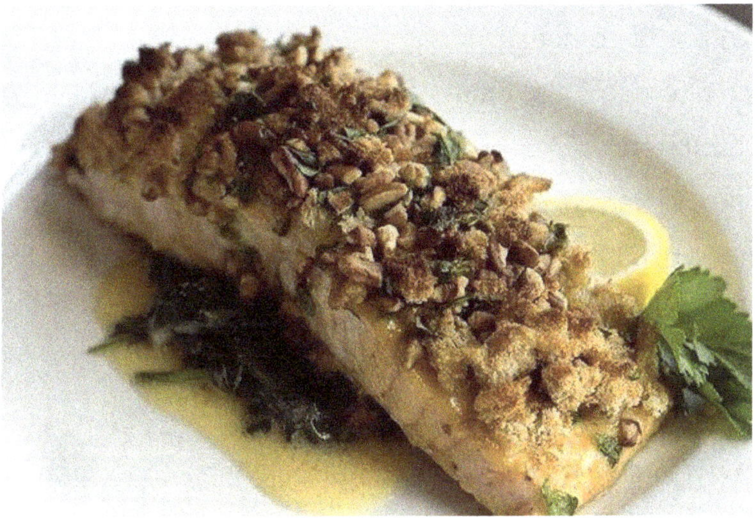

Thành phần

- 1 (6-ounce) phi lê cá hồi
- 3 muỗng cà phê dầu ô liu, chia
- 2 chén rau bina bé
- 1 chén bông cải xanh thái hạt lựu
- 1 chén quinoa nấu chín hoặc gạo hoang dã
- 1 muỗng cà phê hạt lanh hoặc hạt vừng (tùy chọn)

Hướng:

a) Chà cá hồi với 1 muỗng cà phê dầu ô liu. Đun nóng chảo trên lửa vừa. Thêm cá hồi và tăng nhiệt độ cao. Nấu trong 3 phút, sau đó lật lại và nấu thêm 4 hoặc 5 phút nữa, cho đến khi bánh chín và dễ dàng bong ra bằng nĩa.

b) Để qua một bên. Trong cùng một chảo, đun nóng 2 muỗng cà phê dầu ô liu còn lại trên lửa vừa. Thêm rau bina và bông cải xanh và nấu cho đến khi rau bina héo và bông cải xanh mềm. Thêm quinoa hoặc gạo và trộn với nhau.

c) Rắc hạt lanh hoặc vừng, nếu sử dụng. Cho cá hồi vào chảo và dùng nĩa tán nhuyễn. Khuấy tất cả mọi thứ lại với nhau và phục vụ trong một cái bát hoặc trên một lớp rau diếp.

46. Quinoa Tabboul à

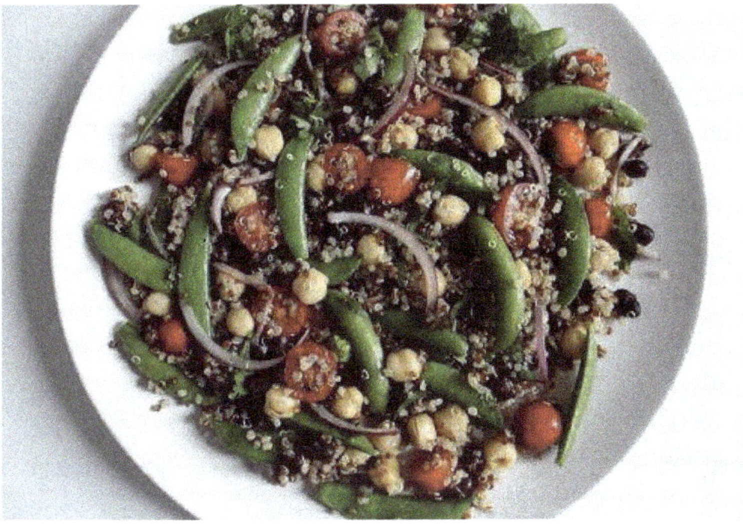

Thành phần

- ½ chén quinoa nấu chín
- 2 bó mùi tây, thái nhỏ
- ½ củ hành trắng, thái hạt lựu
- 1 quả cà chua, thái hạt lựu
- 1 muỗng canh dầu ô liu siêu nguyên chất
- Nước cốt của 1 quả chanh

Hướng:

a) Trộn quinoa, rau mùi tây, hành tây và cà chua trong một cái bát. Ăn với dầu ô liu và nước cốt chanh.

b) Khuấy đều và thưởng thức.

47. Kê, gạo và lựu

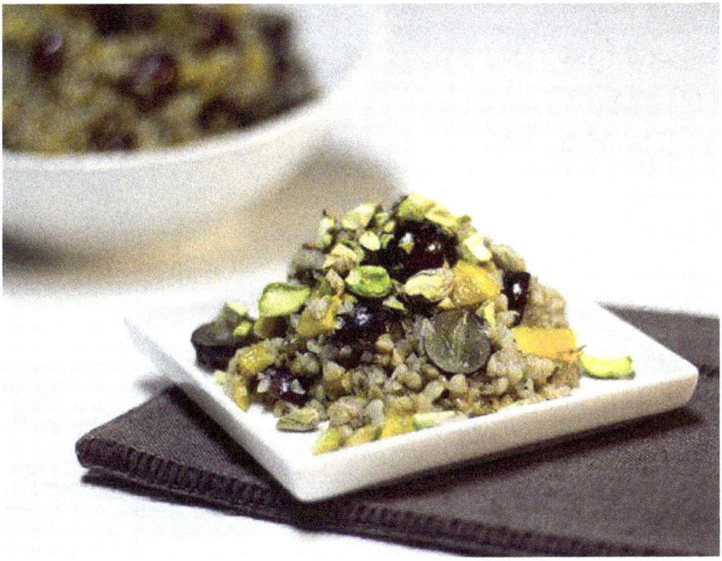

Thành phần

- 2 chén pohe mỏng (gạo dẹt)
- 1 chén kê hoặc gạo
- 1 chén bơ đặc (sữa chua rất loãng)
- 1/2 chén miếng lựu
- 5 - 6 lá cà ri
- 1/2 muỗng cà phê hạt mù tạt
- 1/2 muỗng cà phê hạt thì là
- 1/8 muỗng cà phê asafoetida
- 5 muỗng cà phê dầu
- Đường để hương vị
- muối để hương vị
- Dừa khô hoặc tươi - bào nhỏ
- Lá rau mùi tươi

Huóng

a) Đun nóng dầu và thêm hạt mù tạt.

b) Khi chúng nổ, thêm hạt thì là, asafoetida và lá cà ri.

c) Trong một bát lớn đặt pohe . Kết hợp nó với hỗn hợp gia vị dầu, đường và muối.

d) Khi nó đã nguội, trộn sữa chua, rau mùi và dừa với pohe .

e) Ăn kèm rau mùi và dừa nếu muốn.

48. Đậu xanh và mì ống Tây Ban Nha

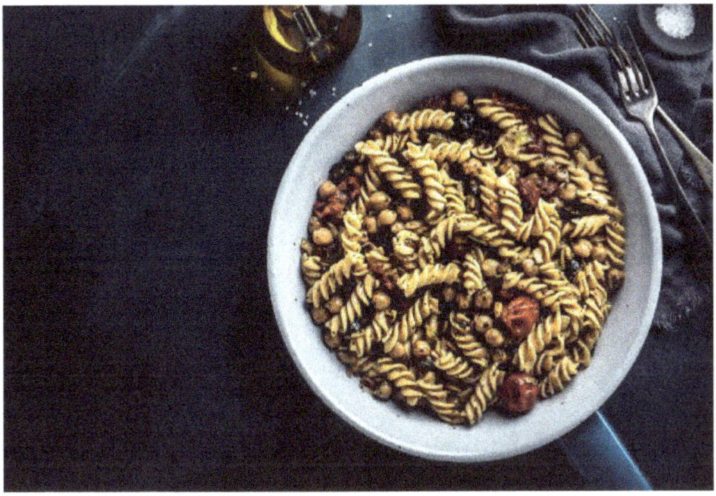

Khẩu phần: 4

Thành phần

- 2 muỗng canh dầu ô liu
- 2 tép tỏi
- 1/2 muỗng canh ớt bột xông khói
- 1 muỗng canh thì là
- 1/2 muỗng canh oregano khô
- 1/4 muỗng canh ớt cayenne
- Hạt tiêu đen tươi
- 1 củ hành vàng
- 2 chén mì ống thuần chay chưa nấu chín
- 1 15oz. cà chua thái hạt lựu
- 1 15oz. có thể cắt đôi trái tim atisô
- 1 19oz. đậu xanh
- 1,5 chén nước luộc rau
- 1/2 muỗng canh muối (hoặc nếm thử)
- 1/4 bó mùi tây tươi
- 1 quả chanh tươi

Hướng

a) Băm nhỏ tỏi và cho vào chảo sâu lòng cùng với dầu ô liu. Nấu trên lửa vừa và thấp trong 1-2 phút hoặc chỉ cho đến khi mềm và có mùi thơm. Thêm ớt bột hun khói, thìa là, lá oregano, ớt cayenne và một ít hạt tiêu đen mới đập vào chảo. Khuấy và xào gia vị trong dầu nóng thêm một phút nữa.

b) Xúc xắc hành tây và thêm nó vào chảo. Xào hành tây cho đến khi mềm và trong (khoảng 5 phút) . Thêm mì ống và xào thêm 2 phút nữa.

c) Đậu gà và tim atisô để ráo nước, sau đó cho chúng vào chảo cùng với hộp cà chua thái hạt lựu (với nước ép), nước luộc rau và nửa thìa cà phê muối. Xắt nhỏ rau mùi tây và cho vào chảo, để lại một lượng nhỏ để rắc lên món ăn đã hoàn thành. Khuấy tất cả các thành phần trong chảo cho đến khi kết hợp đồng đều.

d) Đậy nắp chảo và vặn lửa ở mức trung bình cao. Để chảo sôi. Khi nước sôi, vặn nhỏ lửa và đun liu riu trong 20 phút. Hãy chắc chắn rằng nó luôn sôi và điều chỉ nh nhiệt lên một chút nếu cần thiết để giữ cho nó sôi.

e) Sau khi đun sôi trong 20 phút, tắt lửa và để yên trong 5 phút mà không cần mở nắp. Cuối cùng, mở nắp ra, dùng nĩa đánh tơi và rắc phần rau mùi tây cắt nhỏ còn lại lên trên. Cắt chanh thành từng miếng nhỏ và vắt nước cốt tươi vào mỗi bát.

49. Sò điệp ngâm nước cốt dừa

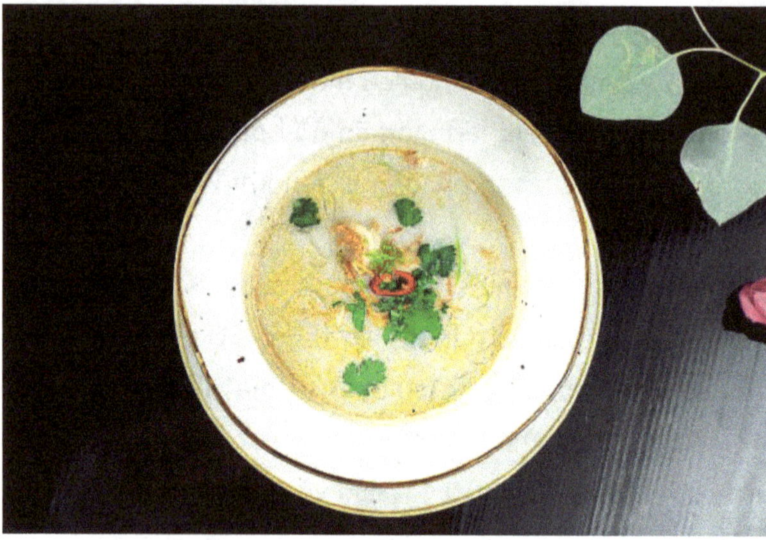

Máy chủ 4

Thành phần

- Sò biển 1 pound (hoặc cá trắng hình khối tùy bạn chọn)
- 1 muỗng canh ớt đỏ sambal
- 3 muỗng canh dầu thực vật
- 1/2 muỗng cà phê hạt mù tạt
- 8 lá cà ri tươi
- 2 muỗng cà phê gừng-tỏi dán
- 2 quả cà chua nhỏ, xắt nhỏ
- 1/2 muỗng cà phê bột nghệ
- Muối ăn, để nếm
- Nước, khi cần thiết
- Nước cốt dừa, để trang trí

Huớng

a) Trong một cái bát, kết hợp sò điệp và sambal. (Nếu bạn đang sử dụng ớt đỏ khô để thay thế, hãy thêm 2 thìa cà phê dầu.) Để yên trong 15 phút.

b) Trong khi ướp sò điệp, đun nóng dầu thực vật trong chảo cỡ vừa. Thêm hạt mù tạt; khi chúng bắt đầu sủi bọt, thêm lá cà ri, bột gừng và cà chua.

c) Xào khoảng 8 phút hoặc cho đến khi dầu bắt đầu tách ra khỏi các mặt của hỗn hợp. Thêm bột nghệ và muối và khuấy đều. Thêm khoảng 1 cốc nước và nấu, không đậy nắp, trong 10 phút.

d) Thêm sò điệp (cùng với tất cả sambal ớt đỏ) và nấu trên lửa vừa cho đến khi sò điệp chín, khoảng 5 phút. Trang trí với nước cốt dừa và dùng nóng.

50. Cá ót sốt tuong ót

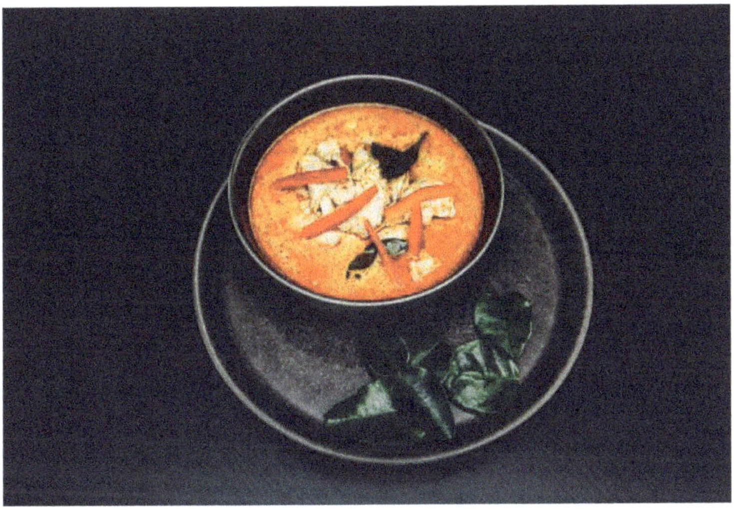

Máy chủ 4

Thành phần

- Cá trắng nặng 1 pound, cắt thành khối 11/2 inch
- 3/4 muỗng cà phê bột nghệ
- Nước cốt của 1/2 quả chanh
- 1 muỗng cà phê bột rau mùi
- 1 muỗng cà phê bột thì là
- 1/4 muỗng cà phê hạt tiêu đen, đại khái
- 4 quả ớt đỏ khô, đại khái
- Muối ăn, để nếm
- Dầu thực vật để chiên ngập dầu
- Chaat Spice Mix, tùy chọn

Hướng

a) Đặt các khối cá vào một cái bát. Chà kỹ chúng với bột nghệ và để yên trong khoảng 10 phút. Rửa sạch cá và thấm khô.

b) Trong một cái bát, kết hợp nước cốt chanh, bột rau mùi, bột thì là, hạt tiêu đen, ớt đỏ và muối; trộn đều. Thêm cá và trộn để đảm bảo rằng tất cả các miếng đều được phủ đều. Làm lạnh, đậy nắp, trong 2 giờ.

c) Đun nóng dầu thực vật trong nồi chiên sâu hoặc chảo sâu lòng đến 350°. Chiên một vài miếng cá cùng một lúc. Lấy ra khỏi dầu bằng thìa có rãnh và để ráo trên khăn giấy. Tiếp tục cho đến khi tất cả cá được chiên.

d) Loại bỏ bất kỳ nước ướp còn lại. Phục vụ ngay lập tức.

e) Rắc hỗn hợp gia vị Chaat lên cá ngay trước khi phục vụ, nếu muốn.

51. Semolina vói rau

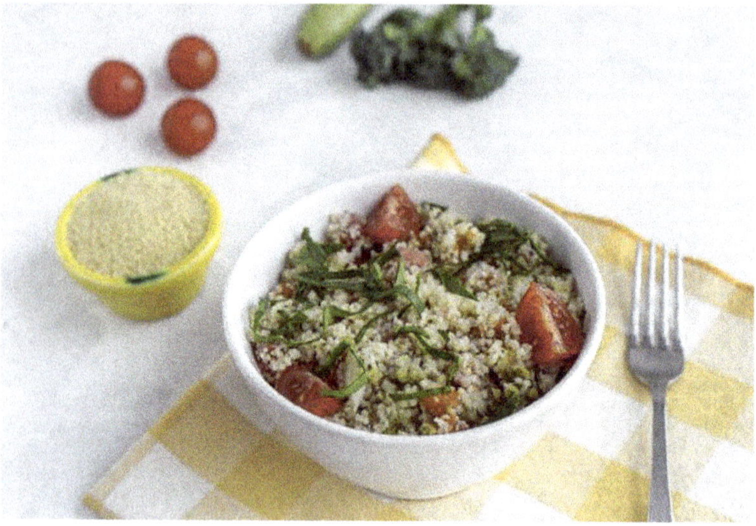

Thành phần

- $\frac{1}{2}$ chén bột báng
- 1 ly nước
- 2 muỗng canh dầu
- 1/4 muỗng canh hạt mù tạt
- 1/4 muỗng canh hạt thì là
- 1 nhúm asafoetida
- 5-6 lá cà ri
- $\frac{1}{2}$ muỗng canh gừng nạo
- $\frac{1}{2}$ muỗng canh bột rau mùi
- $\frac{1}{2}$ muỗng canh bột thì là
- muối để hương vị
- 1- 2 quả cà chua - có thể nấu hoặc ăn sống
- 1 chén khoai tây, bắp cải, súp lơ, cà rốt .
- dừa tươi
- Lá rau mùi tươi

Huớng

a) Rang khô bột báng trong chảo từ 10 đến 15 phút cho đến khi bột báng chuyển sang màu nâu hồng. Lấy ra khỏi chảo.

b) Đun nóng dầu và thêm hạt mù tạt. Khi chúng nổ, thêm thì là, asafoetida , lá cà ri, gừng, bột rau mùi và bột thì là. Thêm rau và nấu một nửa.

c) Thêm semolina rang, muối và nước. Đun sôi, đậy nắp và đun nhỏ lửa trong 10 phút. Khám phá và chiên trong 2 đến 3 phút. Thêm dừa tươi để nếm và lá rau mùi.

52. Hầm củ dền-cà rốt

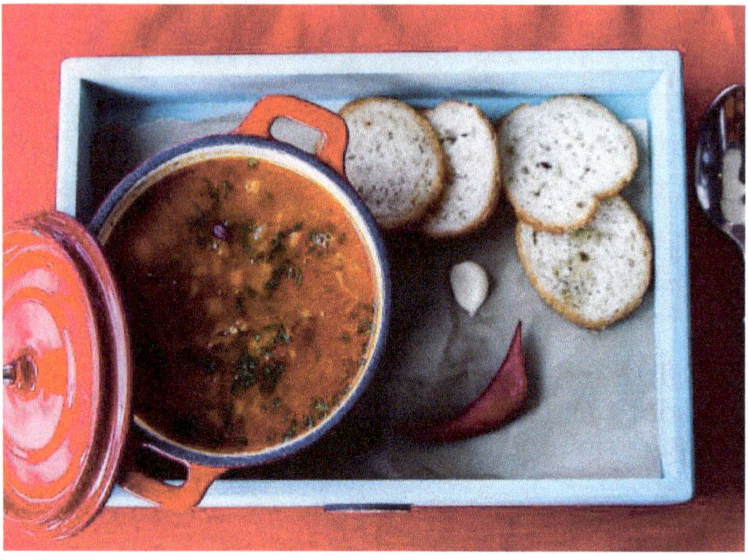

Phục vụ 4-6

Thành phần:

- 2 bó hành lá, thái nhỏ
- 3 tép tỏi, băm nhỏ
- Ghee hoặc dầu thực vật
- 1 bó củ cải đường
- 1 lb cà rốt
- Nước tương hoặc tiêu đen xay Tamari
- 1 lb phô mai bào

Hướng:

a) Chà củ cải đường và cà rốt. Củ cải đường hấp toàn bộ. Đừng cắt bỏ rễ hoặc thân cây. Sau khoảng 15-20 phút thì cho cà rốt vào. Hấp cho đến khi mềm nhưng chắc. Sau đó loại bỏ lớp vỏ bên ngoài của củ cải đường và cà rốt. Bào bằng máy xay thô. Để riêng củ cải đường và cà rốt để giữ được màu sắc riêng biệt của chúng.

b) Xào hành lá và tỏi trong dầu hoặc ghee cho đến khi mềm. Quăng với củ cải đường và cà rốt và hạt tiêu đen. Đặt trong một món hầm. Rắc nước tương hoặc Tamari. Phủ phô mai bào và nướng cho đến khi phô mai tan chảy và có màu vàng.

53. gà hạnh nhân kem

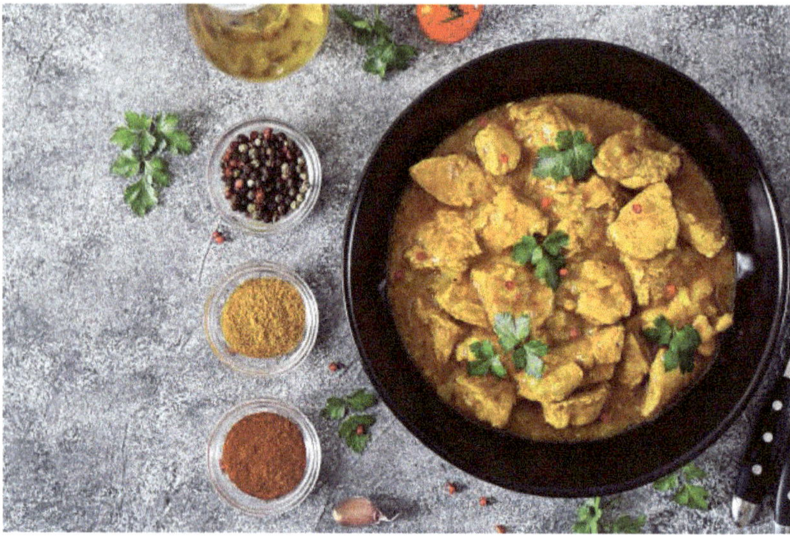

Phục vụ 4-5

Thành phần

- 1/4 chén hạnh nhân chần
- Nước, khi cần thiết
- 4 muỗng canh dầu thực vật
- lá nguyệt quế
- Đinh hương
- 5 hạt tiêu
- 1 quả ớt xanh, bỏ hạt và băm nhỏ
- 1 muỗng canh gừng-tỏi dán
- 8 miếng đùi gà rút xương, không da
- 1/2 muỗng cà phê bột ớt đỏ
- 1/4 muỗng cà phê bột nghệ
- 1 muỗng cà phê bột rau mùi
- 1/2 muỗng cà phê hỗn hợp gia vị ấm
- Muối ăn, để nếm
- 1/4 cốc sữa chua nguyên chất, đánh bông
- 1/4 chén kem nặng

Hướng

a) Trong máy xay sinh tố hoặc máy xay thực phẩm, trộn hạnh nhân với một vài thìa nước để tạo thành hỗn hợp đặc, mị n. Để qua một bên. Trong một cái chảo lớn, đun nóng dầu thực vật ở mức trung bình. Thêm lá nguyệt quế, đinh hương, hạt tiêu, ớt xanh và Gừng-Tỏi; xào trong khoảng 10 giây. Thêm thị t gà và xào cho đến khi vàng đều cả hai mặt, khoảng 5 đến 10 phút.

b) Thêm ớt đỏ, nghệ, rau mùi, hỗn hợp gia vị và muối; nấu khoảng 5 phút. Thêm sữa chua và xào cho đến khi chất béo bắt đầu tách ra. Thêm khoảng 1/2 chén nước.

c) Đậy nắp và đun nhỏ lửa cho đến khi thị t gà mềm và chín, khoảng 10 đến 15 phút. Thỉ nh thoảng khuấy đều, thêm vài thìa nước nếu món ăn có vẻ quá khô. Thêm bột hạnh nhân và kem. Nấu, không đậy nắp, trên lửa vừa trong khoảng 8 phút.

54. thịt cừu cay nóng

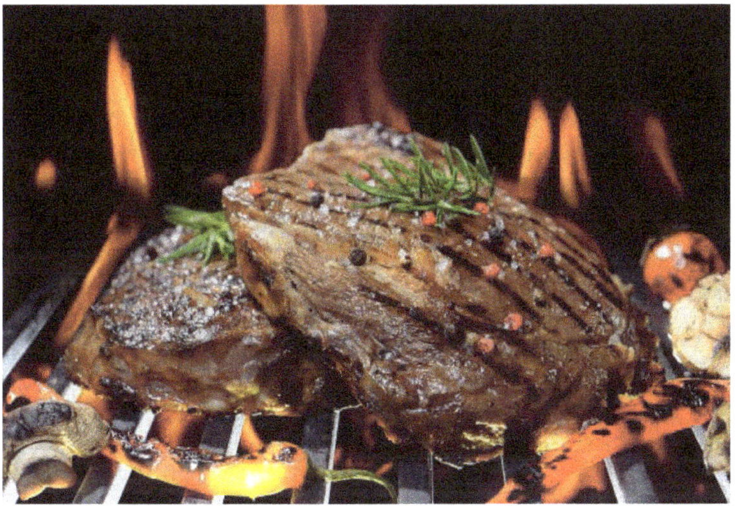

Máy chủ 4

Thành phần

- 11/4 pound' thị t cừu nạc băm nhỏ
- 1 muỗng cà phê gừng tươi nạo
- 1/2 muỗng cà phê bột ớt đỏ
- muỗng cà phê tỏi băm
- muỗng canh sữa chua nguyên chất, đánh bông
- 1/4 muỗng cà phê bột nghệ
- 1 ớt xanh Serrano, bỏ hạt và băm nhỏ
- 1/2 cốc nước
- muỗng canh dầu thực vật
- 1 củ hành đỏ lớn, băm nhỏ
- 1/4 chén dừa nạo sấy không đường
- Muối ăn, để nếm
- 1/2 muỗng cà phê hỗn hợp gia vị ấm

Hướng

a) Trong một cái chảo sâu lòng, kết hợp thị t cừu, gừng, bột ớt đỏ, tỏi, sữa chua, nghệ và ớt xanh. Thêm nước và đun sôi. Đậy nắp và đun trên lửa nhỏ trong khoảng 45 phút hoặc cho đến khi thị t cừu chín. Để qua một bên.

b) Trong một cái chảo lớn, đun nóng dầu thực vật. Thêm hành tây và chiên, khuấy liên tục, cho đến khi chín vàng, khoảng 8 phút. Thêm thị t cừu và chiên thêm 4 đến 5 phút nữa. Thêm dừa và muối; xào thêm 5 phút nữa. Dùng nóng, trang trí với Warm Spice Mix.

55. Tôm Cay Nước Dừa

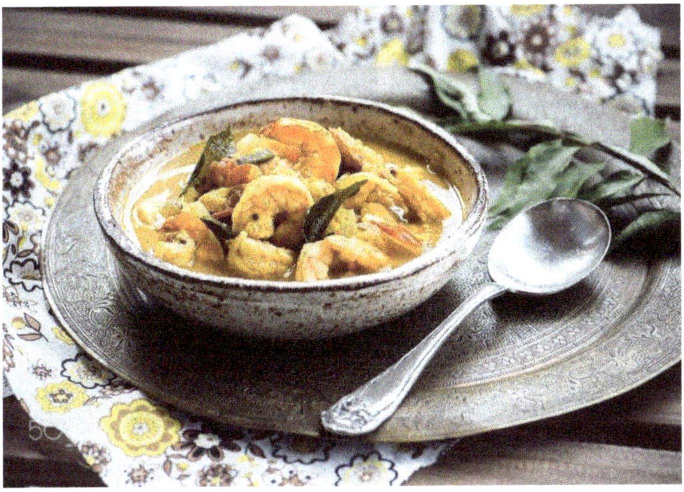

Máy chủ 4

Thành phần

- 1 lá nguyệt quế
- 1 muỗng cà phê hạt thì là
- (1 inch) thanh quế
- Đinh hương
- hạt tiêu đen
- 1 inch củ gừng tươi, gọt vỏ và thái lát
- tép tỏi
- Nước, khi cần thiết
- 3 muỗng canh dầu thực vật
- 1 củ hành đỏ lớn, băm nhỏ
- 1/2 muỗng cà phê bột nghệ
- 1 pound tôm, bóc vỏ và bỏ chỉ
- 1 (14-ounce) lon nước cốt dừa nhẹ
- Muối ăn, để nếm

Huớng

a) Trong một máy xay gia vị , xay lá nguyệt quế, hạt thì là, thanh quế, đinh hương, hạt tiêu, gừng và tỏi. Thêm 1 muỗng canh nước nếu cần.

b) Trong một cái chảo cỡ vừa, đun nóng dầu thực vật. Thêm hỗn hợp gia vị xay và xào trong khoảng 1 phút. Thêm hành tây và xào trong 7 đến 8 phút hoặc cho đến khi hành tây chín vàng.

c) Thêm bột nghệ và trộn đều. Thêm tôm và xào trong khoảng 2 đến 3 phút, cho đến khi không còn màu hồng.

d) Thêm nước cốt dừa và muối. Đun nhỏ lửa trong 10 phút hoặc cho đến khi nước thị t bắt đầu đặc lại. Tắt bếp và dùng nóng.

56. cá mùi tây

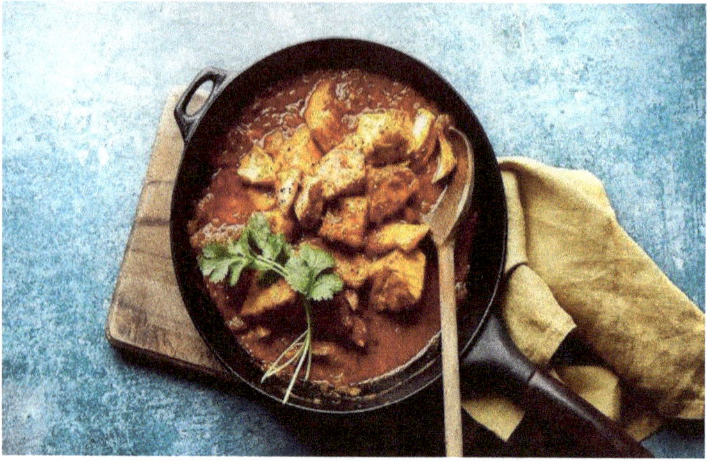

Máy chủ 4

Thành phần

- 4 miếng bít tết cá (dày 1 inch) (loại bạn chọn)
- 3/4 muỗng cà phê bột nghệ
- 8 thìa ớt xanh
- dừa tương ớt

Hướng

a) Đặt bít tết cá vào một cái bát. Chà kỹ bít tết với bột nghệ và để riêng trong khoảng 10 phút. Rửa sạch và lau khô

b) Cắt 4 ô vuông giấy nhôm đủ lớn để chứa bít tết. Đặt một miếng bít tết vào giữa mỗi miếng giấy bạc. Phủ cá với 2 muỗng canh tương ớt. Gấp giấy bạc lên trên như thể bạn đang gói một món quà. Để lại một khoảng trống nhỏ để hơi nước nở ra.

c) Làm nóng lò ở 400 °.

d) Đặt các gói giấy bạc trên một tấm nướng. Nướng cho đến khi cá chín hoàn toàn (20 đến 25 phút đối với miếng bít tết dày 1 inch). Thời gian sẽ phụ thuộc vào độ dày của bít tết của bạn. Phục vụ nóng.

57. Tikka gà mù tạt

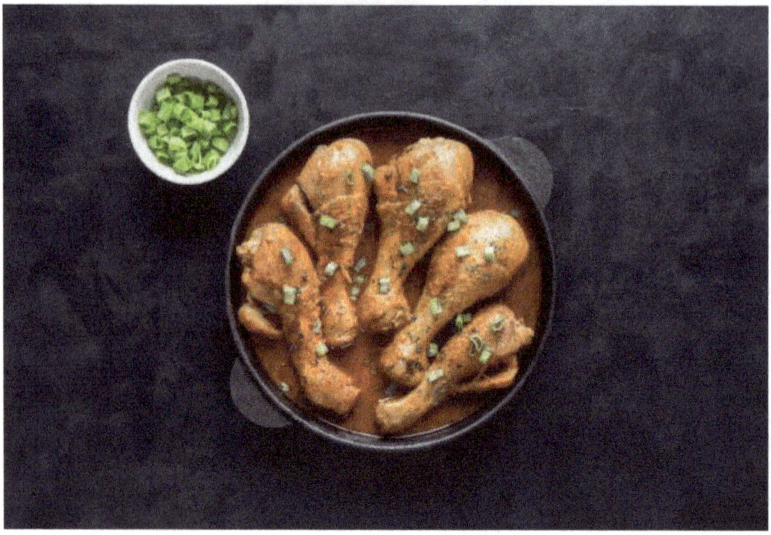

Máy chủ 4

Thành phần

- 3 muỗng canh dầu thực vật
- 1 củ hành tím cỡ vừa, thái nhỏ
- 1 muỗng canh gừng-tỏi dán
- 2 quả cà chua vừa, thái nhỏ
- 1/2 muỗng cà phê bột ớt đỏ
- 1/4 muỗng cà phê bột nghệ
- Muối ăn, để nếm
- 1/2 muỗng cà phê hỗn hợp gia vị ấm
- 3/4 cốc kem nặng.
- Gà tikka
- 2 muỗng canh nước sốt wasabi

hướng s

a) Trong một cái chảo lớn, đun nóng dầu thực vật ở mức trung bình. Thêm hành tây và xào cho đến khi chín vàng, khoảng 7 đến 8 phút. Thêm Bột Gừng-Tỏi và xào thêm một phút nữa.

b) Thêm cà chua và nấu trong khoảng 8 phút hoặc cho đến khi cà chua chín và dầu bắt đầu tách ra khỏi các mặt của hỗn hợp. Thêm ớt đỏ, bột nghệ, muối và hỗn hợp gia vị ; xào trong 1 phút.

c) Cho sốt teriyaki wasabi vào khuấy đều

d) Thêm kem và nấu trong khoảng 2 phút. Thêm gà Tikka và trộn đều. Nấu trong 2 phút hoặc cho đến khi gà nóng. Phục vụ nóng.

58. Kem gà với các loại hạt

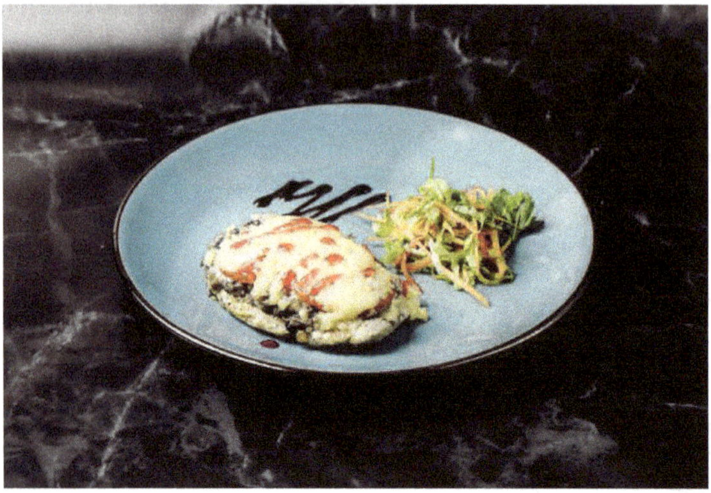

Thành phần

- 2 củ hành tím nhỏ, bóc vỏ và thái nhỏ
- 1 inch củ gừng tươi, gọt vỏ và thái lát
- 4 tép tỏi, bóc vỏ
- 4 quả ớt đỏ khô
- 2 muỗng cà phê bột rau mùi
- Nước, khi cần thiết
- 3 muỗng canh hạt điều không muối, ngâm nước 10 phút
- 2 muỗng canh hạt anh túc trắng, ngâm trong nước cho
- 20 phút
- 2 muỗng canh hạnh nhân, chần
- 3 muỗng canh Bơ tinh khiết
- 2 thanh quế (1 inch)
- 2 vỏ thảo quả đen, bầm tím
- 1 lá nguyệt quế lớn
- 2 vỏ thảo quả xanh, bầm tím
- 1 muỗng cà phê bột thì là
- 1 cốc sữa chua nguyên chất, đánh bông
- 11/2 pound thị t gà thái hạt lựu không xương
- Muối ăn, để nếm
- 1 muỗng cà phê hỗn hợp gia vị ấm
- Hạt thì là rang, để trang trí

Huóng

a) Trong máy xay sinh tố hoặc máy xay thực phẩm, trộn hành, gừng, tỏi, ớt đỏ, bột rau mùi và tối đa 1/4 cốc nước để tạo thành hỗn hợp sệt. Để qua một bên. Xay hoặc trộn hạt điều, hạt anh túc, hạnh nhân và một lượng nước vừa đủ để tạo thành hỗn hợp đặc, mị n. Để qua một bên.

b) Trong một cái chảo sâu lòng, đun nóng Bơ đã làm rõ trên lửa vừa. Thêm thanh quế, thảo quả đen, lá nguyệt quế, đinh hương và thảo quả xanh; xào cho đến khi có mùi thơm, khoảng 11/2 phút. Thêm hành tây và thì là. Xào trên lửa vừa và nhỏ, khuấy liên tục cho đến khi bơ tách ra khỏi hỗn hợp hành tây. Thêm sữa chua và tiếp tục nấu trong khoảng 12 phút, khuấy liên tục.

c) Thêm miếng thị t gà. Đun nhỏ lửa, đậy nắp trong 15 đến 20 phút hoặc cho đến khi gà mềm.

d) Thêm hỗn hợp hạt và đun nhỏ lửa, không đậy nắp, trong khoảng 4 phút. Khuấy muối và Hỗn hợp gia vị ấm.

59. súp lơ Hy Lạp

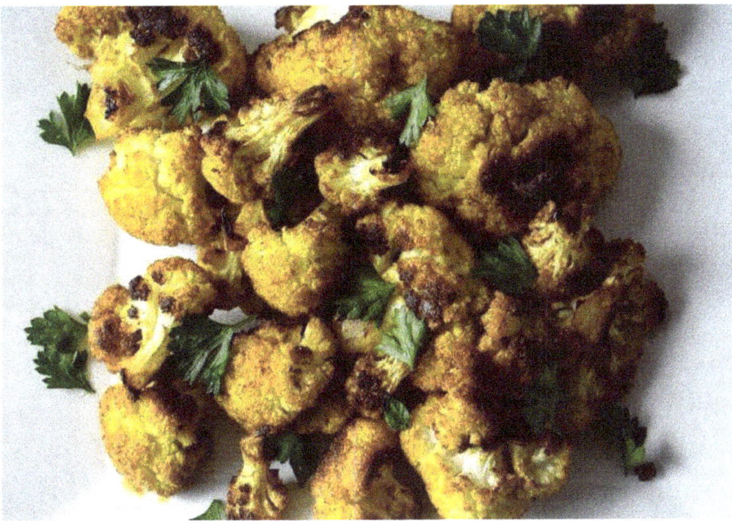

phục vụ 2

Thành phần:

- ½ đầu súp lơ
- 2 quả cà chua
- dưa chuột 4 inch (10 cm)
- ½ quả ớt chuông đỏ
- ½ bó bạc hà
- ½ bó rau mùi
- ½ bó húng quế
- 1/4 cốc (50 ml) hẹ
- 10 quả ô liu đen, đọ súc
- ½ hộp chồi hướng dương, khoảng 1,5 ounce (45 gram)
- muỗng canh dầu ô liu
- ½ muỗng canh nước cốt chanh

Hướng

a) Cắt súp lơ thành những miếng lớn và cho vào máy xay thực phẩm cho đến khi nó giống như súp lơ. Cắt cà chua, dưa chuột và ớt chuông thành từng miếng.

b) Cắt nhỏ các loại thảo mộc. Cho tất cả mọi thứ vào một cái bát và thêm ô liu và mầm hướng dương.

c) Rưới dầu và một ít vôi rồi trộn lại.

60. Pasta zucchini kem

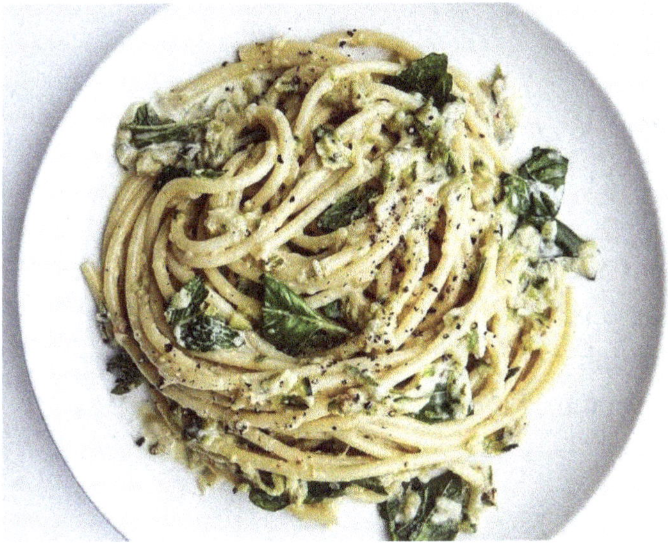

phục vụ 2

Thành phần:

- 1 ounce (25 g) đậu Hà Lan đã nảy mầm
- Quả bí

Sốt kem:

- ½ cốc (100 ml) hạt thông
- 2 muỗng canh dầu ô liu
- 1 thìa nước cốt chanh
- 3-4 muỗng canh nước một nhúm muối

Huóng

a) Gọt vỏ zucchini bằng dụng cụ gọt vỏ khoai tây. Bỏ lóp vỏ xanh bên ngoài. Tiếp tục gọt đến phần lõi để bạn có được các dải tương tự như tagliatelle .

b) Đặt trong một cái bát và rắc một ít muối lên trên. Xay hạt thông cho đến khi mị n. Thêm dầu ô liu, chanh, nước và một chút muối.

c) Trộn cho đến khi bạn có nước sốt. Đổ nước sốt lên zucchini. Thêm chồi đậu lên trên.

61. Zucchini với pesto bí ngô

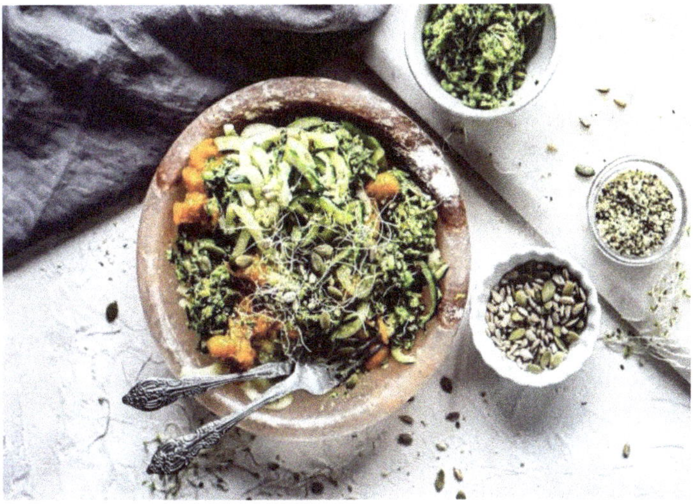

2-3 phần ăn

Thành phần:

Pesto bí ngô:

- ½ cốc (100 ml) hạt bí ngô
- ⅜ cốc (75 ml) dầu ô liu
- 1 thìa nước cốt chanh
- 1 nhúm muối 1 bó húng quế

Phủ bên trên thức ăn:

- 7 quả ô liu đen
- 5 quả cà chua bi

Hướng

a) Trong một bộ xử lý thực phẩm, nghiền hạt bí ngô thành bột mị n. Thêm dầu ô liu, chanh và muối và trộn cho đến khi trộn đều. Thỉ nh thoảng dừng lại để cạo xuống hai bên. Thêm lá húng quế.

b) Nêm thêm dầu ô liu, muối và chanh. Bảo quản pesto trong lọ đậy kín. Nó sẽ kéo dài khoảng một tuần trong tủ lạnh.

c) Gọt vỏ bên ngoài của bí xanh bằng dụng cụ gọt vỏ khoai tây. Tiếp tục bóc đến phần lõi. Hãy để dành phần lõi và dùng nó cho món salad ăn trưa ngày hôm sau của bạn. Khuấy zucchini và pesto với nhau và phủ ô liu và cà chua bi lên trên.

SALAD

62. Bắp cải với nam việt quất

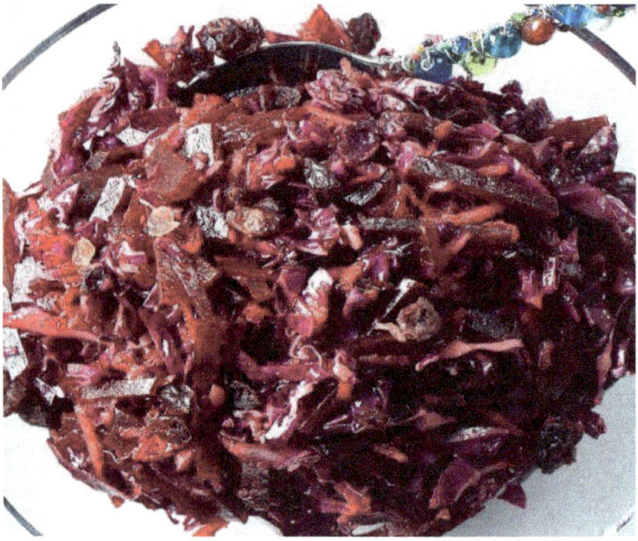

1 lần phục vụ

Thành phần:

- $\frac{1}{2}$ đầu bắp cải nhỏ
- 1 muỗng canh dầu ô liu
- 2 muỗng cà phê nước cốt chanh
- $\frac{1}{2}$ muỗng canh giấm táo
- $\frac{1}{2}$ cốc (100 ml) quả nam việt quất, tươi hoặc đông lạnh và rã đông
- $\frac{1}{4}$ cốc (50 ml) hạt bí ngô đã ngâm nước

Huóng

a) Xắt nhỏ bắp cải và đặt vào một cái bát. Đổ dầu ô liu, nước cốt chanh và giấm táo. Trộn đều tay cho đến khi bắp cải mềm ra.

b) Thêm nam việt quất và hạt bí ngô và trộn.

63. Salad rau cay

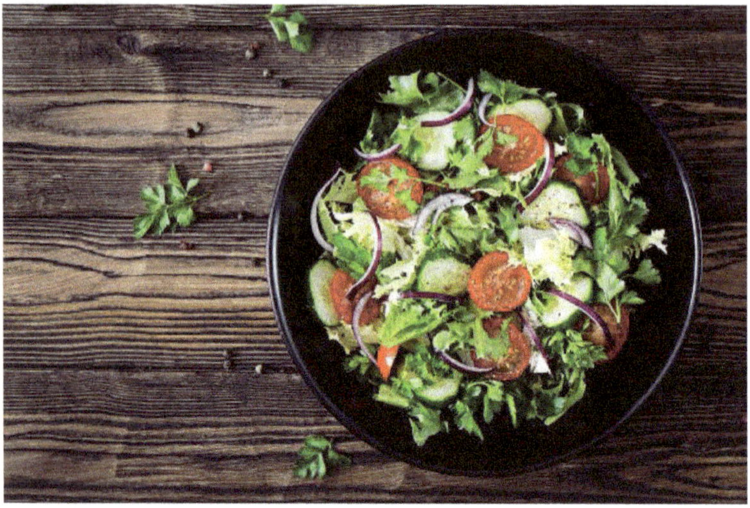

Thành phần

- hỗn hợp cay - đun nóng dầu, thêm hạt mù tạt, khi chúng nổ thêm hạt thì là sau đó lá cà ri và asafoetida
- muối và đường
- nước cốt chanh/chanh
- Lá rau mùi tươi
- dừa nạo tươi
- Đậu phộng rang hoặc đậu phộng rang nguyên hạt
- Sữa chua

Huớng

a) Cắt rau tươi và hấp nếu cần.

b) Thêm bất kỳ thành phần nào khác để hương vị . Thêm hỗn hợp cay cơ bản vào cuối.

c) Trộn tất cả mọi thứ với nhau và phục vụ.

64. Salad củ dền và cà chua

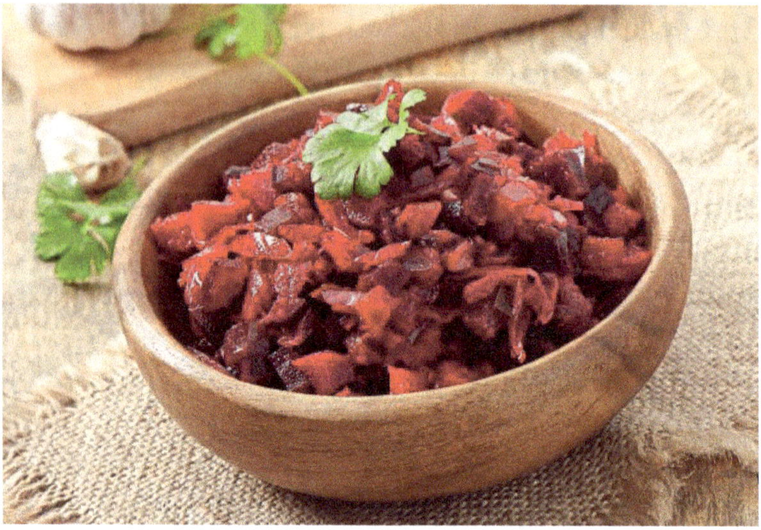

Thành phần

- 1/2 chén cà chua tươi - xắt nhỏ
- 1/2 chén củ cải đường nấu chín - xắt nhỏ
- 1 muỗng canh dầu thực vật
- 1/4 muỗng canh hạt mù tạt
- 1/4 muỗng canh hạt thì là
- Một nhúm nghệ
- 2 nhúm asafoetida
- 4-5 lá cà ri
- muối để hương vị
- Đường để hương vị
- 2 muỗng canh bột đậu phộng
- Lá rau mùi tươi xắt nhỏ

Hướng

a) Đun nóng dầu sau đó thêm hạt mù tạt.

b) Khi chúng nổ, thêm thìa là, sau đó là nghệ, lá cà ri và asafoetida .

c) Thêm hỗn hợp gia vị vào củ dền và cà chua cùng với bột đậu phộng cộng với muối, đường và lá rau mùi cho vừa ăn.

65. Salad bắp cải và lựu

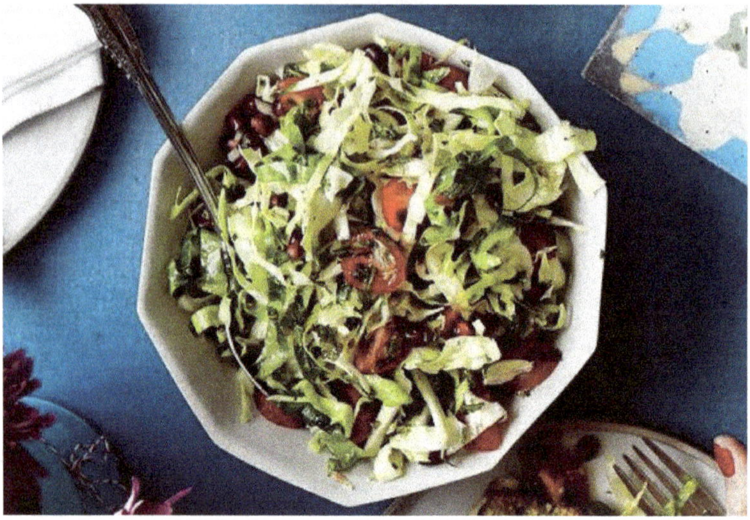

Thành phần

- 1 chén bắp cải - nạo
- $\frac{1}{2}$ quả lựu
- $\frac{1}{4}$ muỗng canh hạt mù tạt
- $\frac{1}{4}$ muỗng canh hạt thì là
- 4-5 lá cà ri
- Nhúm asafoetida
- 1 muỗng canh dầu
- Muối và đường để hương vị
- nước chanh để hương vị
- Lá rau mùi tươi

Hướng

a) Loại bỏ hạt khỏi quả lựu.

b) Trộn lựu với bắp cải.

c) Đun nóng dầu trong chảo và thêm hạt mù tạt. Khi chúng nổ, thêm hạt thì là, lá cà ri và asafoetida . Thêm hỗn hợp gia vị vào bắp cải.

d) Thêm đường, muối và nước cốt chanh cho vừa ăn. Trộn đều.

e) Trang trí với rau mùi nếu muốn.

66. Salad cà rốt và lựu

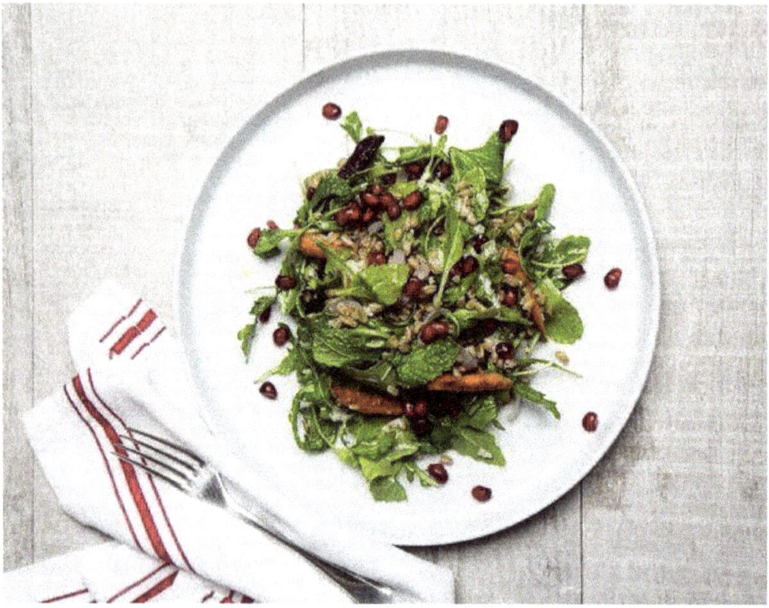

Thành phần

- 2 củ cà rốt - nạo
- $\frac{1}{2}$ quả lựu
- $\frac{1}{4}$ muỗng canh hạt mù tạt
- $\frac{1}{4}$ muỗng canh hạt thì là
- 4-5 lá cà ri
- Nhúm asafoetida
- 1 muỗng canh dầu
- Muối và đường để hương vị
- Nước cốt chanh - để hương vị
- Lá rau mùi tươi

Hướng

a) Loại bỏ hạt khỏi quả lựu.

b) Trộn lựu với cà rốt.

c) Đun nóng dầu trong chảo và thêm hạt mù tạt. Khi chúng nổ, thêm hạt thì là, lá cà ri và asafoetida . Cho hỗn hợp gia vị vào cà rốt.

d) Thêm đường, muối và nước cốt chanh cho vừa ăn. Trộn đều.

e) Trang trí với rau mùi nếu muốn.

67. Salad dưa chuột và đậu phộng

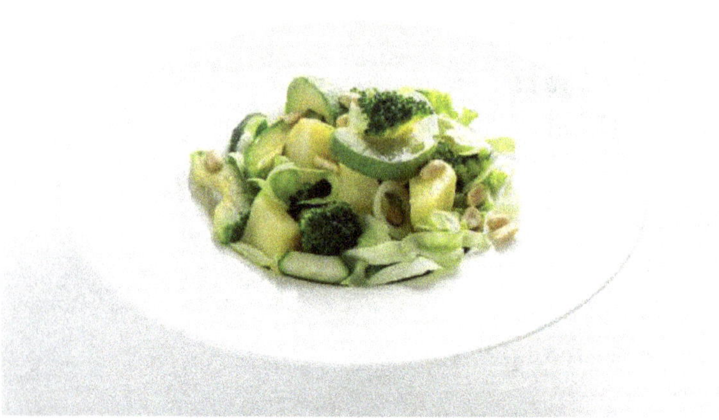

Thành phần

- 2 quả dưa chuột - gọt vỏ và thái nhỏ
- Đường và muối cho vừa ăn
- 2 -3 muỗng canh bột đậu phộng rang - hoặc tùy khẩu vị
- 1 muỗng canh dầu
- 1/8 muỗng canh hạt mù tạt
- 1/8 muỗng canh hạt thì là
- Nhúm asafoetida
- 4-5 lá cà ri
- Nước cốt chanh - để hương vị

Hướng

a) Làm nóng dầu trong một cái chảo. Thêm hạt mù tạt. Khi chúng nổ, thêm hạt thì là, asafoetida và lá cà ri.

b) Thêm hỗn hợp gia vị vào dưa chuột.

c) Thêm muối, đường và chanh cho vừa ăn.

d) Thêm bột đậu phộng và trộn đều.

68. Salad dưa chuột, cà chua và sữa chua

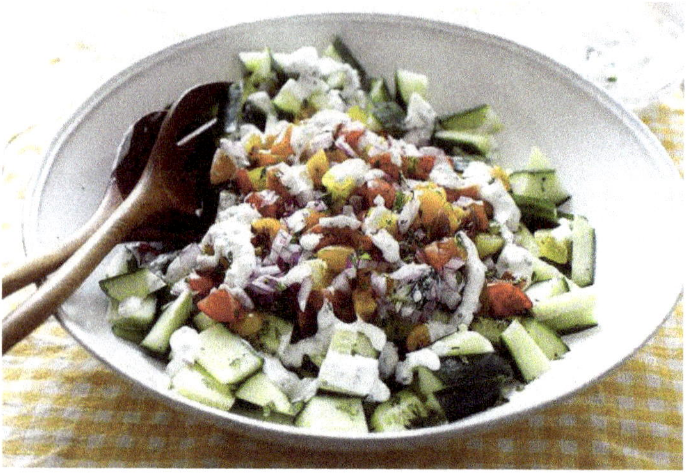

Thành phần

- 2 quả dưa chuột - xắt nhỏ
- 1 quả cà chua - xắt nhỏ
- 2 muỗng canh sữa chua nguyên chất
- 2 muỗng canh bột đậu phộng rang
- Muối và đường để hương vị
- 1 muỗng canh dầu
- $\frac{1}{4}$ muỗng canh hạt mù tạt
- $\frac{1}{2}$ muỗng canh hạt thì là
- 4-5 lá cà ri
- Nhúm asafoetida
- Rau mùi tươi

Huớng

a) Trộn dưa chuột, cà chua và sữa chua với nhau.

b) Trong một cái chảo riêng biệt, làm nóng dầu và thêm hạt mù tạt. Khi chúng nổ, thêm hạt thì là, lá cà ri và asafoetida .

c) Trộn hỗn hợp gia vị với hỗn hợp dưa chuột.

d) Thêm bột đậu phộng, muối, đường và sữa chua.

e) Trang trí với lá rau mùi.

SÚP

69. Súp khoai tây hạ chí

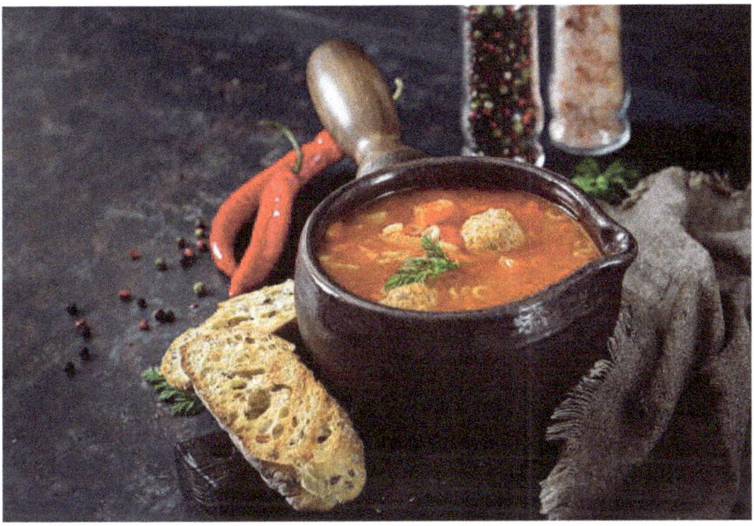

Thành phần:

- 1 lít khoai tây thái lát 1 lít cần tây thái lát
- một phần tư hành tây thái lát
- 1/8 chén tỏi băm sống
- 1/8 chén dầu ăn
- 1 thìa ớt bột
- 1 muỗng canh bột nghệ
- 1 thìa thì là
- 1 muỗng canh rau mùi Một nhúm ớt cayenne
- Muối

Hướng:

a) Xếp rau củ vào nồi lớn với khoai tây dưới đáy. Đổ đầy nước và thêm muối.

b) Đun sôi và nấu cho đến khi rau mềm. Trong khi đó, xào ớt bột, nghệ, thìa là, rau mùi và cayenne trong dầu ăn rồi thêm vào súp.

c) Thêm tỏi vào cuối trước khi phục vụ.

70. Súp củ cải đuờng

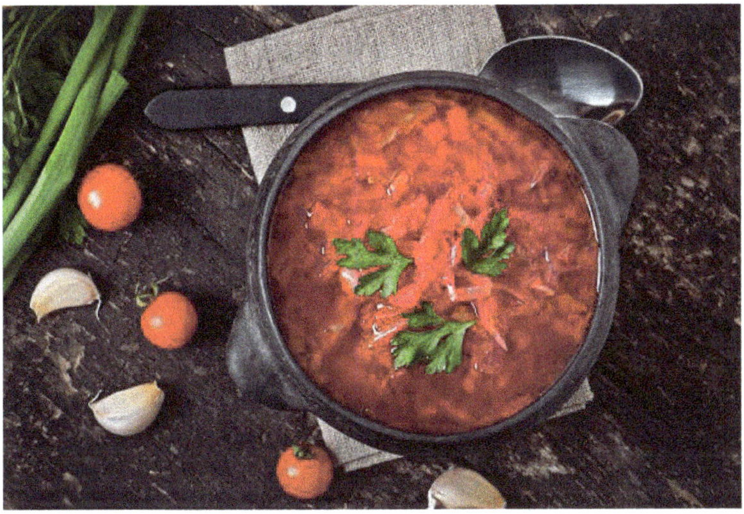

Thành phần

- 1 củ dền lón
- 1 ly nuớc
- 2 nhúm bột thì là
- 2 nhúm tiêu
- 1 nhúm quế
- 4 nhúm muối
- Vắt chanh
- $\frac{1}{2}$ muỗng canh ghee

Huóng

a) Luộc củ dền sau đó gọt vỏ. Trộn với nuớc và lọc nếu muốn.

b) Đun sôi hỗn hợp sau đó thêm các thành phần còn lại và phục vụ.

71. Súp bơ sữa và đậu xanh

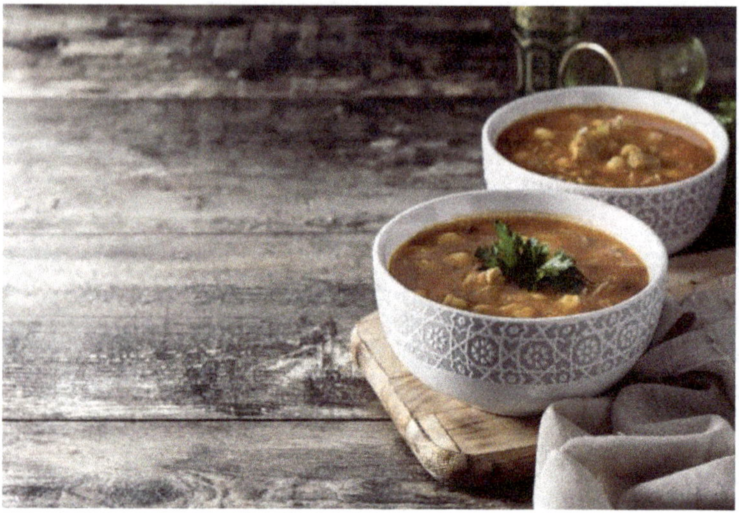

Thành phần

- 3 chén bơ sữa
- 1/2 chén bột đậu xanh
- 5-6 lá cà ri
- 2 cây đinh hương
- 1/8 muỗng canh nghệ
- 1/4 muỗng canh thì là
- $\frac{1}{8}$ Thìa canh asafoetida
- 1 muỗng canh gừng nạo
- muối để hương vị

Huóng

a) Trộn bơ và bột đậu xanh với nhau cho đến khi không còn vón cục.

b) Đun nóng dầu và thêm thì là, asafoetida , lá cà ri, đinh hương và nghệ.

c) Thêm gừng và muối và nấu trong một phút.

d) Thêm hỗn hợp gia vị vào hỗn hợp bơ sữa và đậu xanh. Nấu súp trên lửa vừa. Khi súp bắt đầu nổi lên và sôi lên là súp đã sẵn sàng.

72. Súp Dal thập cẩm

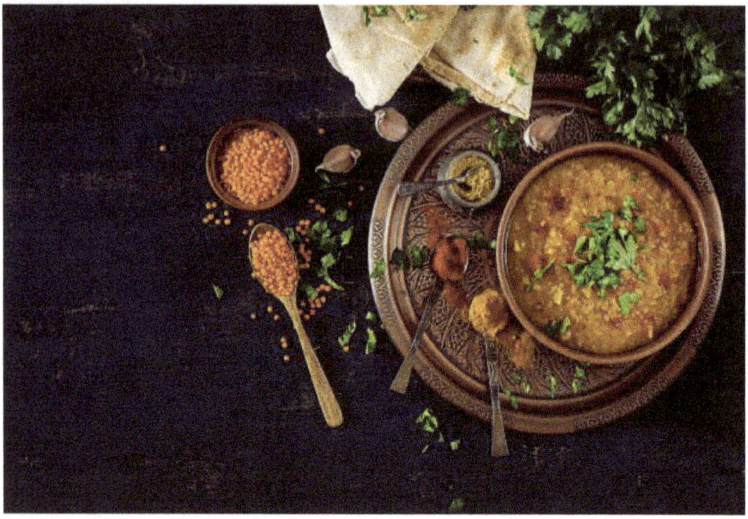

Thành phần

- 1/2 chén dal
- 1 $\frac{1}{2}$ cốc nước
- $\frac{1}{2}$ muỗng canh nghệ
- 1 muỗng canh dầu
- $\frac{1}{2}$ muỗng canh hạt mù tạt
- $\frac{1}{2}$ muỗng canh hạt thì là
- 5-6 lá cà ri
- $\frac{1}{2}$ muỗng canh gừng - nạo
- $\frac{1}{2}$ muỗng canh bột rau mùi
- Nhúm asafoetida
- 1 quả cà chua - xắt nhỏ
- Dừa nạo tươi - tùy chọn
- Muối và đường thốt nốt / đường nâu để hương vị
- Rau mùi tươi

Huóng

a) Đặt nước và dal vào nồi lớn hoặc nồi áp suất và thêm bột nghệ. Đun sôi và nấu cho đến khi dal mềm.

b) Trong một cái chảo riêng, đun nóng dầu, thêm hạt mù tạt, sau đó là hạt thì là, lá cà ri, gừng, bột rau mùi và asafoetida . Thêm cà chua và chiên trong 5 phút.

c) Thêm hỗn hợp cà chua vào dal. Thêm dừa, muối và đường thốt nốt cho vừa ăn.

d) Trang trí với rau mùi và dừa tươi.

73. Súp nhẹ nhàng mái vòm

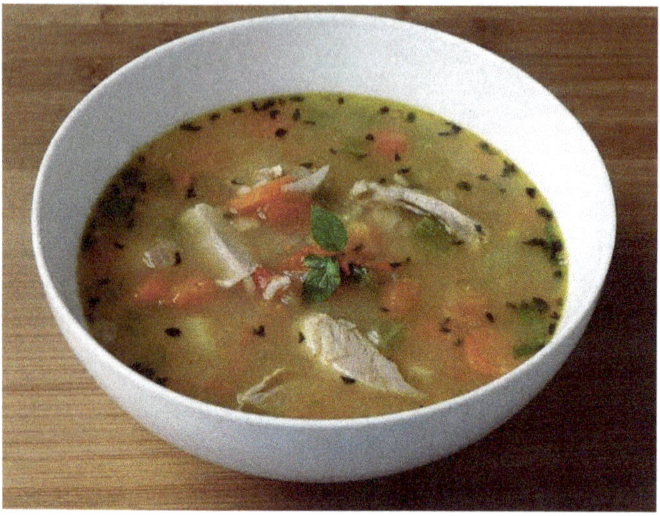

Thành phần

- 1 muỗng canh dầu ô liu siêu nguyên chất
- 1 củ hành vàng, thái hạt lựu
- 2 tép tỏi, băm nhỏ
- 2 (9-ounce) túi cải bó xôi non
- 1 nắm bạc hà tươi, đại khái xắt nhỏ
- 2 lát gừng, cỡ bằng một phần tư, gọt vỏ (tùy chọn)
- 1 chén nước dùng gà
- 2 nhúm muối

Huóng

a) Đun nóng dầu trong nồi trên lửa vừa. Thêm hành tây và tỏi và nấu cho đến khi hành tây trong mờ. Cẩn thận không làm cháy tỏi.

b) Thêm rau bina, bạc hà và gừng nếu sử dụng. Khi rau bina bắt đầu héo, thêm nước dùng hoặc nước và muối. Khi rau bina được nấu chín hoàn toàn, loại bỏ nhiệt. Xay bằng máy xay sinh tố, hoặc cho vào máy xay theo mẻ và xay nhuyễn cho đến khi mị n.

74. Súp đậu xanh

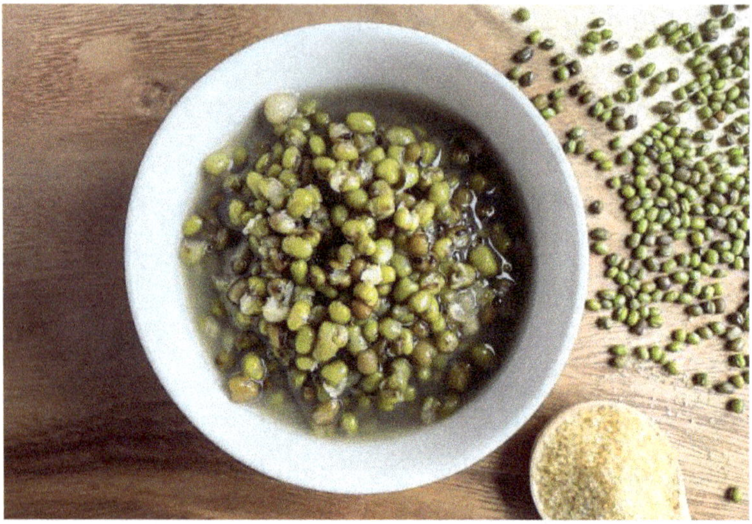

Thành phần

- ½ chén đậu xanh, nguyên hạt
- 1 ly nước
- ¼ muỗng canh bột thì là
- 4-6 giọt chanh
- ½ muỗng canh bơ / ghee - tùy chọn
- muối để hương vị

Huóng

a) Ngâm đậu xanh qua đêm hoặc 10 tiếng.

b) Luộc đậu xanh trong nước hoặc trong nồi áp suất (2 lần) cho đến khi mềm.

c) Trộn đậu xanh và nước với nhau cho đến khi mị n. Đun sôi.

d) Thêm chanh, bột thìa là, bơ/ghee và muối.

75. Súp lơ trắng nghệ vàng

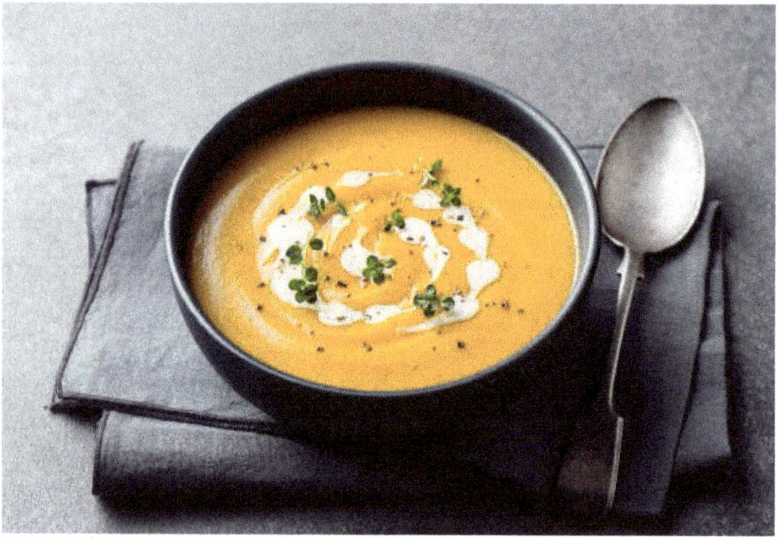

Thành phần

- 6 bông hoa súp lơ xếp chồng lên nhau
- 3 tép tỏi, băm nhỏ
- 2 muỗng canh cộng với 1 muỗng canh hạt nho, dừa hoặc dầu bơ, chia
- 1 muỗng canh nghệ
- 1 muỗng canh thì là
- $\frac{1}{8}$ Muỗng canh tiêu đỏ nghiền
- 1 củ hành vàng vừa hoặc củ thì là, xắt nhỏ
- 3 chén nước luộc rau
- $\frac{1}{4}$ cốc nước cốt dừa béo, lắc đều, dùng

Sự chuẩn bị

a) Làm nóng lò nướng đến 450 °. Trong một bát lớn, trộn súp lơ và tỏi với 2 muỗng canh dầu, cho đến khi được tráng đều. Thêm bột nghệ, thì là và hạt tiêu đỏ, và trộn đều. Trải một lớp súp lơ lên khay nướng và nướng cho đến khi chín vàng và mềm trong 25-30 phút.

b) Trong khi đó, trong một cái nồi lớn hoặc lò nướng kiểu Hà Lan, đun nóng 1 muỗng canh dầu còn lại trên lửa vừa. Thêm hành tây và nấu trong 2-3 phút, cho đến khi trong suốt.

c) Khi súp lơ nướng xong, lấy ra khỏi lò. Dự trữ 1 chén súp hàng đầu. Lấy súp lơ còn lại và cho vào nồi vừa cùng với hành tây, đổ nước luộc rau vào. Đun sôi, sau đó đậy nắp và nấu trên lửa nhỏ trong 15 phút.

d) Xay súp thành hỗn hợp nhuyễn mị n bằng máy xay sinh tố hoặc để nguội và xay nhuyễn từng mẻ bằng máy xay sinh tố thông thường.

e) Ăn kèm với súp lơ rang dành riêng và một ít nước cốt dừa.

76. Mỳ gừng cay

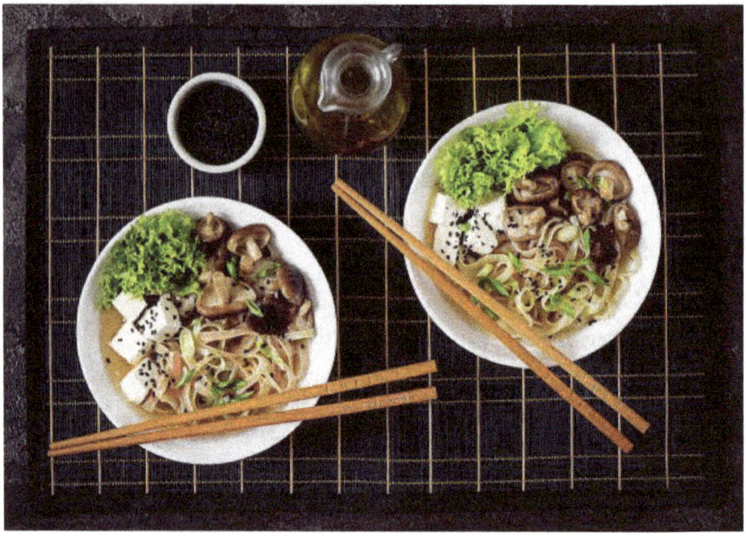

Khẩu phần: 5 người

Thành phần

- 1/4 chén dầu mè
- 1 1/2 cốc cọng choi và rau xanh cắt thành miếng 1 inch
- 1 quả ớt đỏ bỏ cuống, xắt nhỏ
- 12 hạt đậu xanh tỉ a đầu , bổ đôi
- 1 quả jalapeño bỏ hạt, bỏ cuống, băm nhỏ
- 7 cốc nước
- 1/2 muỗng canh tương ớt
- 1 chén tamari
- 1/2 chén gừng băm
- 2 muỗng canh đường dừa
- 1/4 cốc nước cốt chanh
- 12 Oz đậu phụ băm nhỏ
- 1 1/4 nấm sồi tỉ a
- Bún gạo 2 Oz được chia thành các đoạn dài 1 inch
- 1/4 chén hành lá
- 2 muỗng canh rau mùi băm nhỏ

Huóng

a) Đun nóng dầu trong nồi kho trung bình không phản ứng ở nhiệt độ trung bình cao cho đến khi sôi.

b) thêm pak choi , hạt tiêu, đậu xanh và ớt jalapeño. Xào trong 10 phút, đảo thường xuyên, cho đến khi rau mềm. Thêm nước, tương ớt, tương tamari, gừng, đường dừa và nước cốt chanh rồi đun nhỏ lửa, thỉ nh thoảng khuấy đều.

c) Thêm đậu phụ, nấm và bún tấm. Đun sôi súp trở lại và vặn lửa nhỏ. Nấu 8-10 phút, cho đến khi mì mềm.

d) Lấy súp ra khỏi bếp và khuấy trong các loại thảo mộc tươi. Chờ hai phút, và phục vụ.

77. Súp miễn dịch

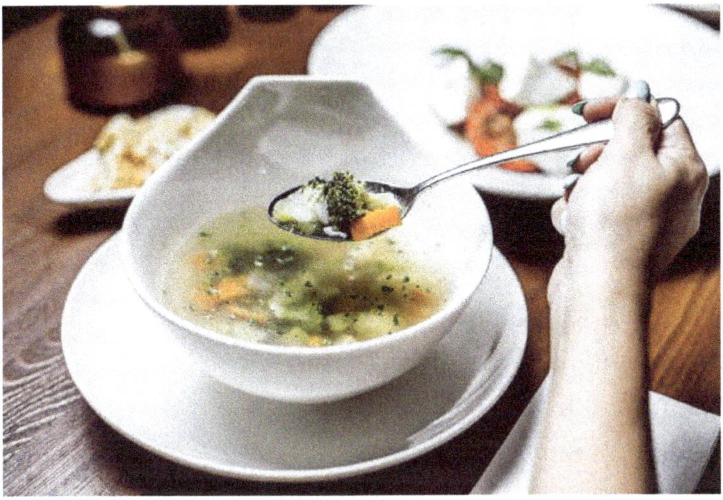

Năng suất phục vụ 8

Thành phần

- 2 muỗng canh dầu ô liu
- 1 1/2 chén hành tây xắt nhỏ
- 3 cọng cần tây, thái lát mỏng
- 2 củ cà rốt lớn, thái lát mỏng
- 1 pound nấm tăng cường vitamin D cắt sẵn
- 10 tép tỏi vừa, băm nhỏ
- 8 chén nước dùng gà không ướp muối
- 4 nhánh cỏ xạ hương
- 2 lá nguyệt quế 1 (15-oz.) lon đậu xanh không ướp muối, để ráo nước
- 2 pound ức gà không da, có xương
- 1 1/2 muỗng cà phê muối kosher
- 1/2 muỗng cà phê ớt đỏ nghiền
- Cải xoăn xoăn 12 ounce, bỏ cuống, xé lá

Hướng

a) Đun nóng dầu trong lò Hà Lan lớn trên lửa vừa

b) Thêm hành tây, cần tây và cà rốt; nấu, thỉ nh thoảng khuấy, 5 phút. Thêm nấm và tỏi; nấu, khuấy thường xuyên, 3 phút. Cho nước dùng, cỏ xạ hương, lá nguyệt quế và đậu xanh vào khuấy đều; đun nhỏ lửa. Thêm thị t gà, muối và ớt đỏ; đậy nắp và đun nhỏ lửa cho đến khi gà chín, khoảng 25 phút.

c) Lấy gà ra khỏi lò Hà Lan; hơi nguội. Xé thị t bằng 2 dĩa; bỏ xương. Khuấy thị t gà và cải xoăn vào súp; đậy nắp và đun nhỏ lửa cho đến khi cải xoăn vừa mềm, khoảng 5 phút. Vứt bỏ nhánh cỏ xạ hương và lá nguyệt quế.

78. súp rau bina

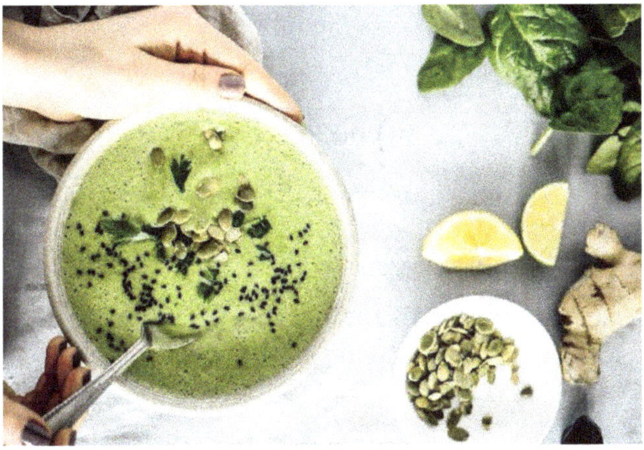

phục vụ 2

Thành phần

- dưa chuột 4 inch (10 cm)
- 2 quả bơ
- 3 ½ ounce (100 g) cải bó xôi non
- 10-13 ounce chất lỏng (300-400 ml) nước
- 2 muỗng canh mùi tây, xắt nhỏ
- ½ bó húng quế tươi
- 2 muỗng canh hẹ, xắt nhỏ
- ½ muỗng canh nước cốt chanh một chút muối
- Cắt dưa chuột và bơ thành khối lớn.

Hướng

a) Trong máy xay sinh tố hoặc máy xay thực phẩm, trộn rau bina và nước, bắt đầu với 10 ounce chất lỏng (300 ml) nước. Thêm các thành phần còn lại và trộn lại.

b) Cho thêm nước từng chút một để có được độ đặc phù hợp và nếm xem có cần thêm vôi hay muối hay không.

79. Súp năng lượng

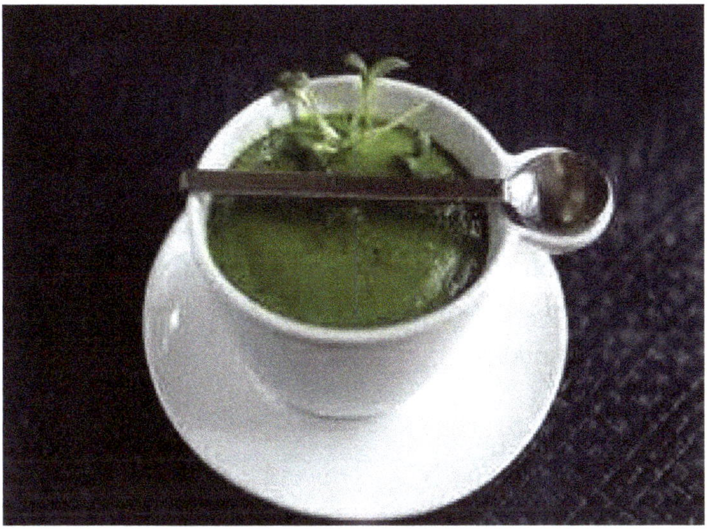

1 lần phục vụ

Thành phần:

- 1 cọng cần tây
- 1 quả táo
- ½ quả dưa chuột
- 1 ½ ounce (40 g) rau bina ½ cốc (100 ml) cỏ linh lăng thìa canh nước cốt chanh
- ½ -2 cốc (300-500 ml) nước
- ½ quả bơ
- muối thảo dược để hương vị

Hướng

a) Cắt cần tây, táo và dưa chuột thành miếng. Xay tất cả nguyên liệu trừ bơ, bắt đầu với 1½ cốc (300 ml) nước.

b) Thêm bơ và trộn lại. Thêm nước nếu cần và thêm muối thảo dược.

TRÁNG MIỆNG

80. Mousse carob bơ

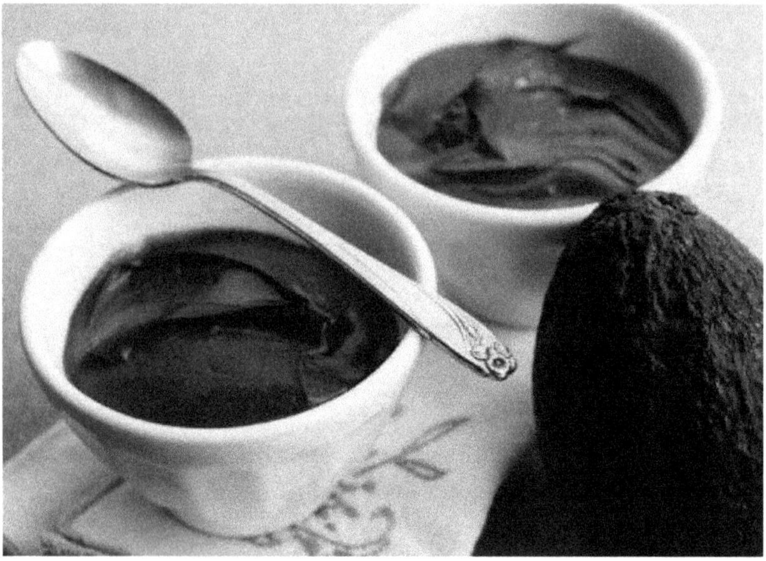

1 lần phục vụ

Thành phần:

- 1 muỗng canh dầu dừa
- $\frac{1}{2}$ cốc (100 ml) nước
- 5 ngày
- 1 muỗng canh bột carob
- $\frac{1}{2}$ muỗng cà phê hạt vani xay 1 quả bơ
- $\frac{1}{4}$ cốc (50 ml) quả mâm xôi, tươi hoặc đông lạnh và rã đông

Huớng

a) Làm cho dầu dừa ở dạng lỏng trên nồi hơi đôi ấm áp. Trộn nước và chà là trong máy xay thực phẩm.

b) Thêm dầu dừa, bột carob và đậu vani xay và trộn lại.

c) Cuối cùng, thêm bơ và trộn trong một thời gian ngắn.

d) Phục vụ trong một cái bát với quả mâm xôi.

81. dâu tằm

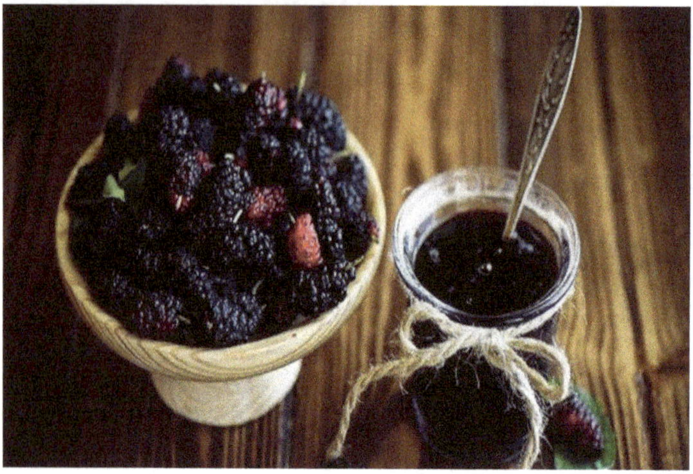

Thành phần:

- 2 quả táo
- 1 thìa cà phê quế
- ½ muỗng cà phê bạch đậu khấu
- 4 muỗng canh dâu tằm

Huóng

a) Nghiền táo thô và trộn với các loại gia vị .

b) Thêm dâu tằm và để yên trong nửa giờ trước khi ăn.

82. Muffin việt quất và sữa chua Hy Lạp

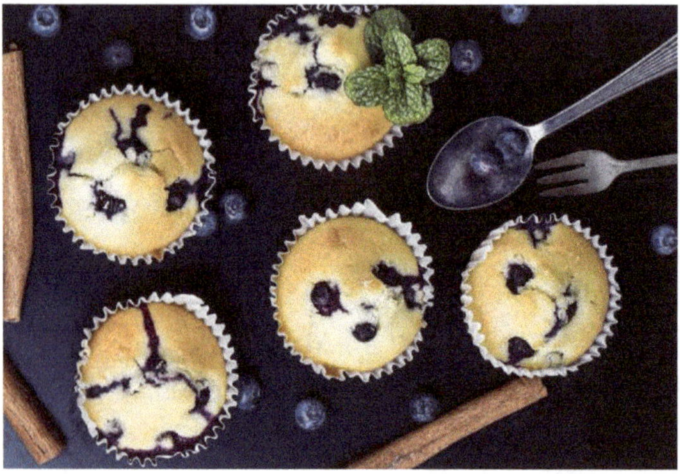

Năng suất: 6 bánh nướng xốp

Thành phần:

- 1/3c bột mì trắng + 1 muỗng canh (để riêng)
- 1/3 c bột mì
- 2/3 chén bột protein
- 1/2 muỗng canh bột nở
- 1/4 Muỗng canh muối
- 1/2 cốc sữa chua Hy Lạp nguyên chất
- 1 quả trứng
- 1/2 chén nước sốt táo
- 1/3 chén đường
- 1 muỗng canh vani
- 1 chén quả việt quất, tươi hoặc đông lạnh

Hướng

a) Làm nóng lò ở 400 độ. Lót hộp bánh nướng xốp bằng lớp lót hoặc sử dụng bình xịt chống dính.

b) Trong một bát lớn kết hợp bột mì, bột protein, bột nở và muối.

c) Trong một bát cỡ trung bình, đánh đều sữa chua, trứng, sốt táo, đường và vani.

d) Thêm các thành phần ướt vào hỗn hợp bột và trộn cho đến khi vừa kết hợp.

e) Đặt quả việt quất vào một cái bát nhỏ và phủ 1 muỗng canh bột mì dành riêng.

f) Nhẹ nhàng gấp quả việt quất vào bột.

g) Đổ đầy hộp bánh nướng xốp đã chuẩn bị , gần như đổ đầy từng chiếc bánh nướng xốp lên trên cùng. Điều này sẽ tạo ra 6 chiếc bánh nướng xốp hoặc hơn, tùy thuộc vào kích thước của hộp bánh nướng xốp của bạn.

h) Nướng bánh nướng xốp ở nhiệt độ 400 trong 18-20 phút cho đến khi có màu vàng nâu và rút tăm sạch ra.

83. Bánh cà rốt thom

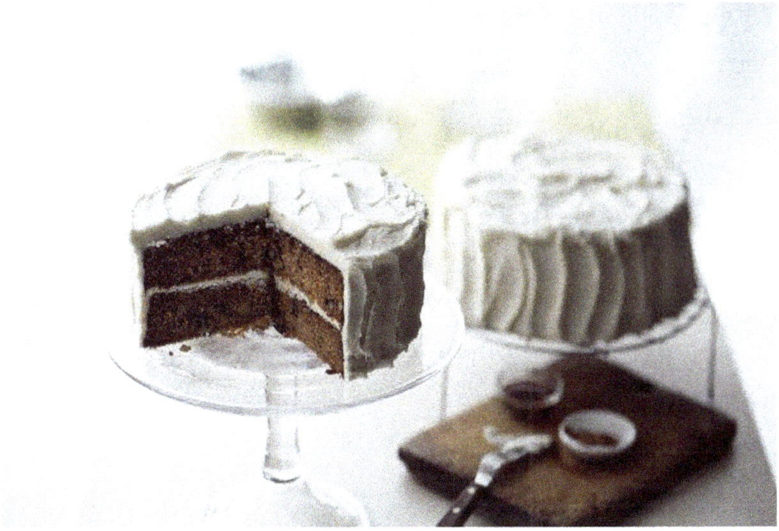

Máy chủ 4

Thành phần:

- $\frac{1}{4}$ cốc (50ml) dầu dừa
- 6 củ cà rốt
- 2 quả táo đỏ
- 1 muỗng cà phê đậu vani xay
- 4 quả chà là tươi
- 1 muỗng canh nước cốt chanh vỏ của một quả chanh, bào mị n
- 1 cốc (50 ml) quả kỷ tử

Huóng

a) Làm dầu dừa thành dạng lỏng.

b) Cắt cà rốt thành những miếng lón và trộn chúng trong máy xay thực phẩm cho đến khi chúng được cắt nhỏ. Thêm táo, cắt thành miếng lón và trộn lại. Thêm các thành phần còn lại và xử lý cho đến khi tất cả được trộn lẫn vói nhau.

c) Nếu cần, thêm chanh và đậu vani xay. Trải bột lên đĩa và cho vào tủ lạnh vài giờ truớc khi ăn. Trang trí vói quả goji.

84. kem nam việt quất

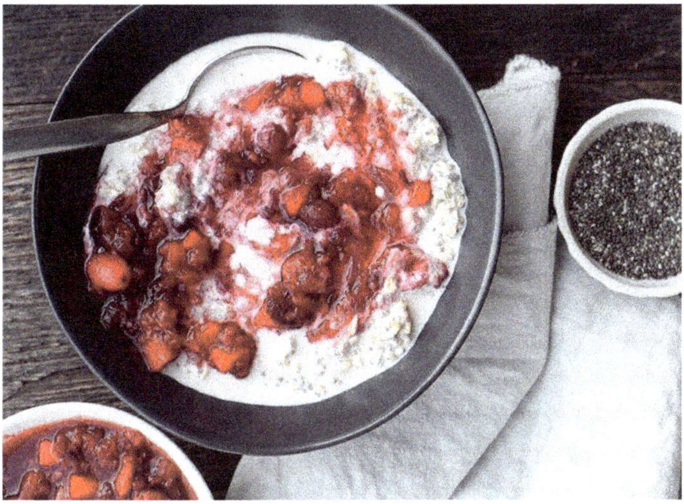

1 lần phục vụ

Thành phần:

- một vocado
- 1½ cốc (100 ml) quả nam việt quất ngâm nước
- 1-2 muỗng cà phê nước cốt chanh
- ½ cốc (100 ml) quả mâm xôi, tươi hoặc đông lạnh

Huóng

a) Trộn đều bơ, nam việt quất và nước cốt chanh. Thêm nước nếu cần để có được độ đặc như kem.

b) Đặt trong một cái bát và trên cùng với quả mâm xôi.

85. Món tráng miệng táo dễ dàng

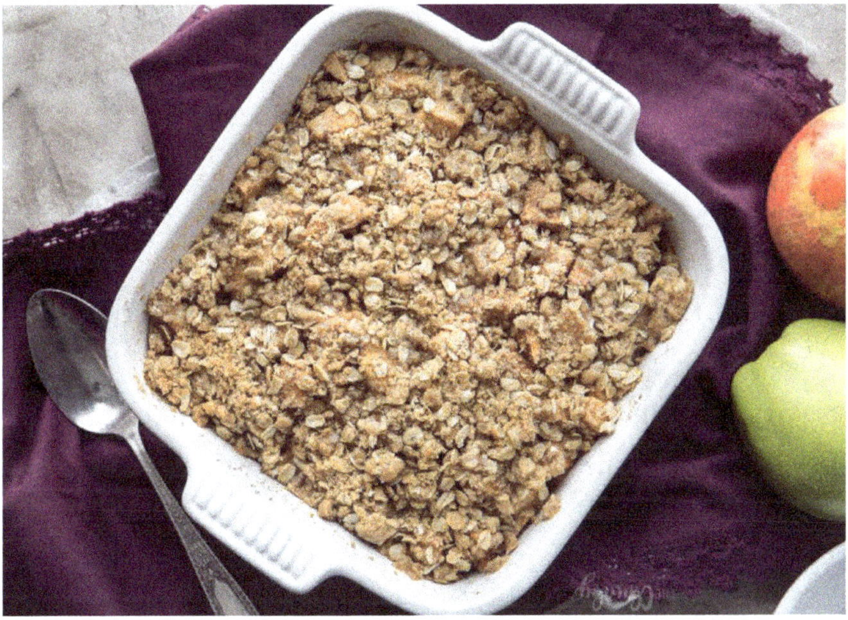

Thành phần:

- $\frac{1}{2}$ cốc (42 g) bánh quy graham, nghiền nhỏ
- 5 quả táo, bỏ lõi và gọt vỏ
- $\frac{1}{2}$ thìa cà phê (1,2 g) quế
- $\frac{1}{4}$ thìa cà phê (0,5 g) hạt tiêu
- $\frac{1}{4}$ cốc (40 g) nho khô
- ⅓cốc (80 ml) nước ép táo

Huóng

a) Xị t một đĩa bánh an toàn với lò vi sóng bằng bình xị t dầu thực vật không dính. Rải vụn bánh quy ra đĩa. Che với những lát táo.

b) Rắc quế và hạt tiêu. Trải nho khô lên trên. Đổ nước trái cây lên. Che và lò vi sóng trong 15 phút.

86. khoai mì táo

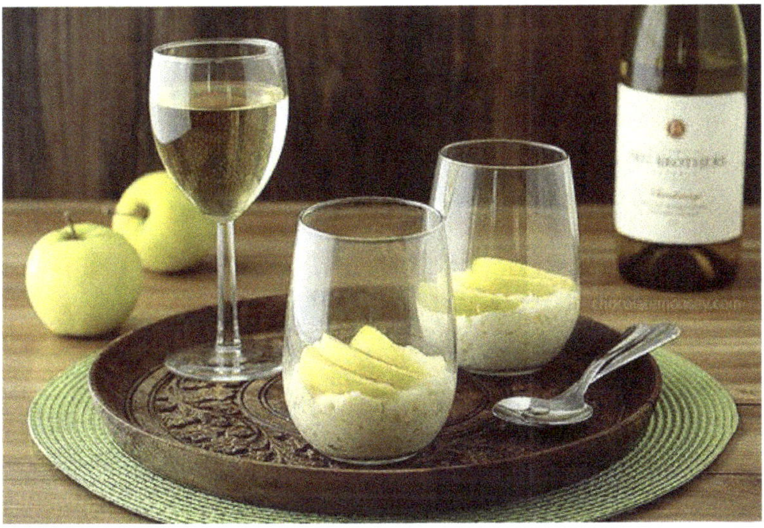

Thành phần:

- 4 cốc (600 g) táo, gọt vỏ và thái lát
- ½ cốc (115 g) đường nâu
- ¾ thìa cà phê (1,7 g) quế
- 2 muỗng canh (1 g) bột sắn
- 2 muỗng canh (30 ml) nước cốt chanh
- 1 cốc (235 ml) nước sôi

Hướng

a) Trong một bát vừa, trộn táo với đường nâu, quế và bột sắn cho đến khi phủ đều. Cho táo vào nồi nấu chậm. Đổ nước cốt chanh lên trên.

b) Đổ nước sôi vào. Nấu ở nhiệt độ cao trong 3 đến 4 giờ.

87. Pudding khoai lang

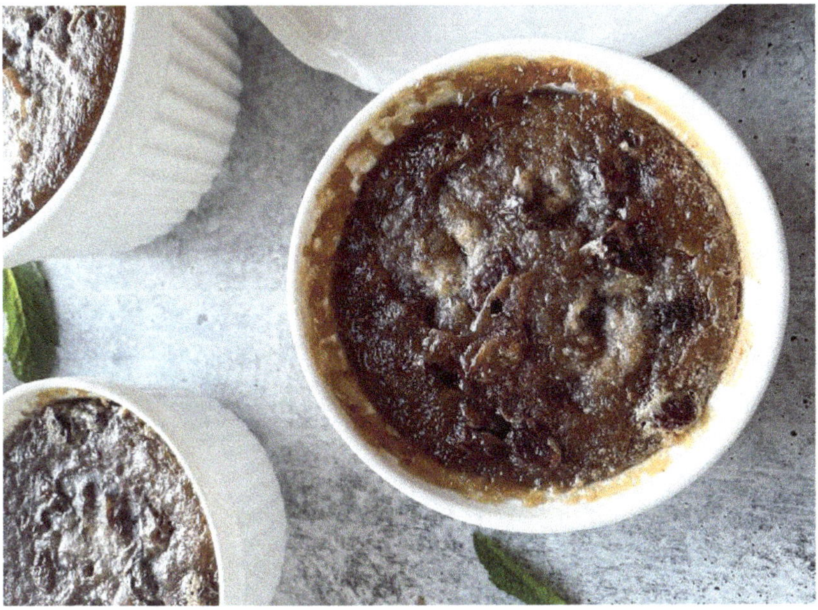

Thành phần:

- $\frac{3}{4}$ cốc (150 g) đường
- $\frac{1}{2}$ cốc (120 ml) chất thay thế trứng
- $\frac{1}{2}$ cốc (120 ml) nước cốt dừa
- 1 muỗng canh (15 ml) nước cốt chanh
- $\frac{1}{4}$ cốc (60 ml) rượu rum
- $\frac{1}{2}$ thìa cà phê (2,3 g) bột nở
- $\frac{1}{2}$ thìa cà phê (1,2 g) quế
- $\frac{1}{4}$ cốc (40 g) nho khô

Huóng

a) Làm nóng lò ở nhiệt độ 350°F (180°C, hoặc gas mark 4). Đối với khoai tây nghiền, thêm đường và chất thay thế trứng xen kẽ, trộn đều sau mỗi lần thêm. Thêm nước cốt dừa. Trộn đều. Trộn trong nước cốt chanh và rượu rum. Trộn đều.

b) Kết hợp bột nở và quế và thêm vào hỗn hợp khoai tây, cùng với nho khô. Trộn đều. Đổ hỗn hợp vào khuôn bánh ống đã bôi mỡ hoặc khuôn Bundt và nướng trong 50 phút hoặc cho đến khi hoàn thành.

88. táo nuóng

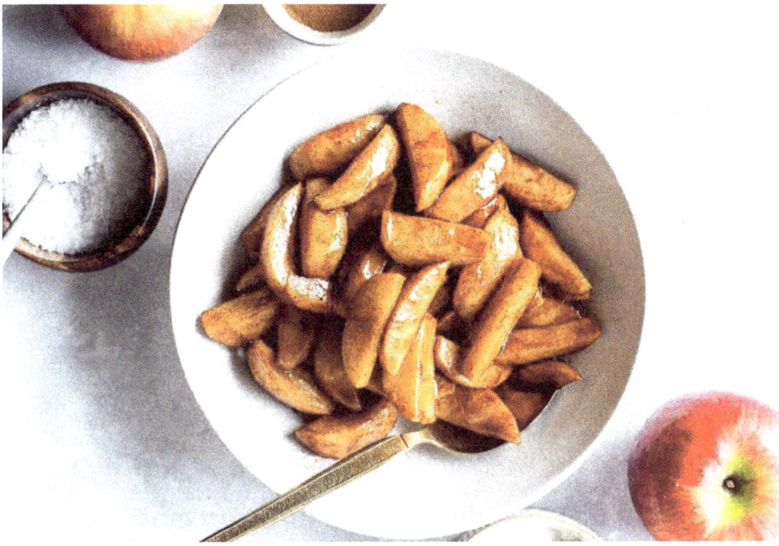

Thành phần:

- 6 quả táo
- $\frac{1}{4}$ cốc (60 g) đường nâu
- $\frac{1}{2}$ cốc (80 g) nho khô
- $\frac{1}{2}$ thìa cà phê (1,2 g) quế
- $\frac{1}{4}$ thìa cà phê (0,6 g) nhục đậu khấu
- 1 muỗng canh (14 g) bơ thực vật không muối

Hướng

a) Làm nóng lò ở nhiệt độ 350°F (180°C, hoặc gas mark 4). Rửa sạch và bỏ lõi táo; đặt trong một món nướng cạn. Kết hợp đường nâu, nho khô, quế và nhục đậu khấu trong một bát nhỏ. Đổ hỗn hợp đường nâu vào giữa mỗi quả táo và chấm với $\frac{1}{2}$ thìa cà phê (2 g) bơ thực vật.

b) Thêm nước vừa đủ vào đĩa nướng để phủ đáy; nướng, không đậy nắp, trong 30 phút hoặc cho đến khi táo mềm, thỉ nh thoảng phết nước trái cây.

89. Táo nướng mật ong

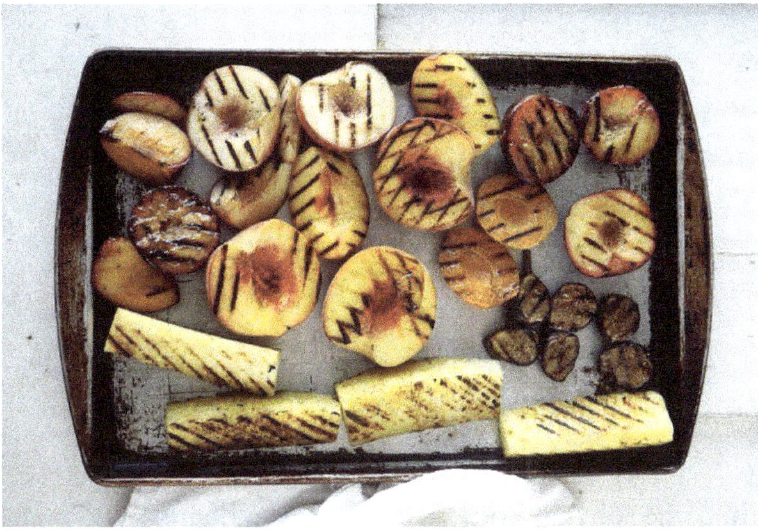

Thành phần:

- 4 quả táo
- 1 thìa canh (15ml) mật ong
- 2 muỗng canh (30 ml) nước cốt chanh
- 1 muỗng canh (14 g) bơ thực vật không muối

Huóng

a) Bỏ lõi táo và cắt các lát qua vỏ để làm cho mỗi quả táo giống như các phần màu cam. Trộn đều mật ong, nước cốt chanh và bơ thực vật.

b) Múc hỗn hợp vào lõi táo. Bọc táo trong giấy nhôm nặng đã được bôi mỡ, gấp lại và dán kín. Nướng cho đến khi mềm, khoảng 20 phút.

90. bánh táo

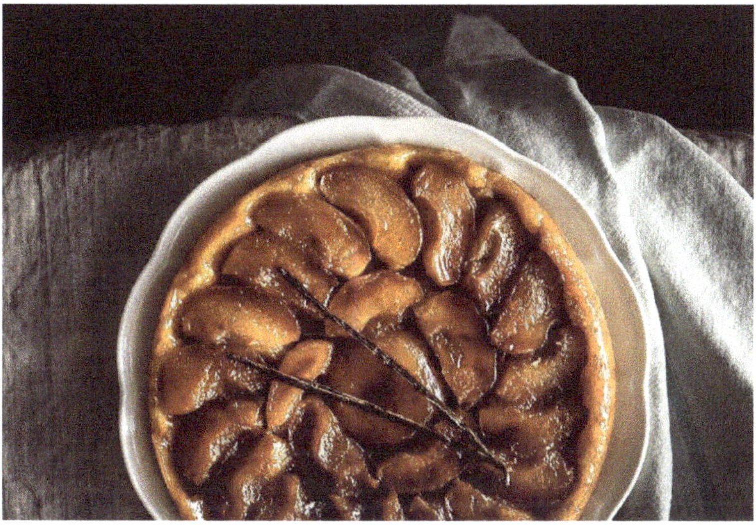

Thành phần:

- 4 quả táo, gọt vỏ và thái lát
- 1 thìa cà phê (2,3 g) quế
- $\frac{1}{2}$ cốc (100 g) cộng thêm
- 1 muỗng canh (13 g) đường, chia
- $\frac{1}{4}$ cốc (60 ml) chất thay thế trứng
- $\frac{1}{4}$ cốc (56 g) bơ thực vật không muối, đun chảy
- $\frac{1}{2}$ thìa cà phê (2,3 g) bột nở
- 1 cốc (125 g) bột mì

Hướng

a) Làm nóng lò ở nhiệt độ 350°F (180°C, hoặc gas mark 4). Đặt những quả táo vào một cái bát. Thêm quế và 1 thìa canh (13 g) đường và trộn đều. Đổ vào đĩa thủy tinh 10 inch (25 cm) đã được xị t dầu thực vật chống dính. Trong cùng một cái bát, đánh trứng thay thế.

b) Thêm bơ thực vật đã đun chảy, $\frac{1}{2}$ cốc (100 g) đường còn lại, bột nở và bột mì. Đổ qua táo. Nướng trong 40 đến 45 phút, hoặc cho đến khi có màu vàng nâu và một miếng gỗ được nhét vào giữa sẽ sạch sẽ.

91. Vỏ bánh giảm béo

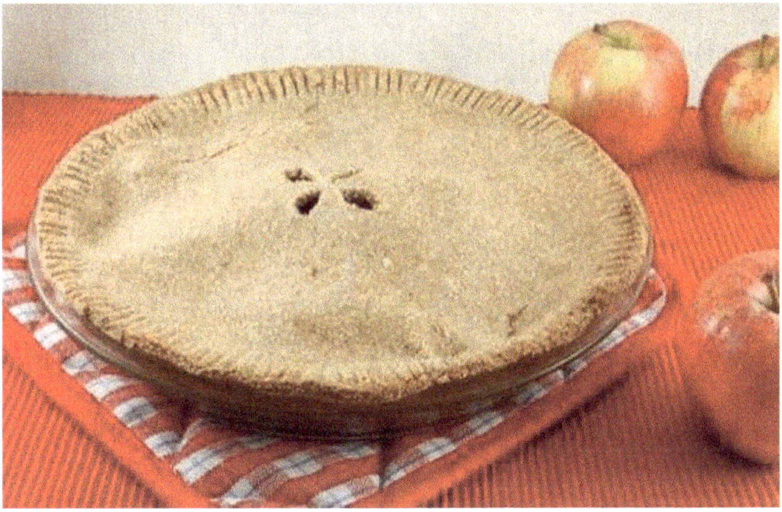

Thành phần:

- ⅓cốc (80 ml) dầu hạt cải
- 1⅓cốc (160 g) bột mì
- 2 muỗng canh (30ml) nước lạnh

Huớng

a) Thêm dầu vào bột và trộn đều bằng nĩa. Rưới nước lên và trộn đều. Dùng tay ấn bột thành hình tròn và ấn dẹt. Cuộn giữa hai mảnh giấy sáp.

b) Lấy mảnh giấy sáp trên cùng ra, úp ngược đĩa bánh và lấy mảnh giấy sáp còn lại ra. Nhấn vào vị trí. Đối với những loại bánh nướng không cần nhân nướng, hãy nướng ở nhiệt độ 400°F (200°C, hoặc vạch gas 6) trong 12 đến 15 phút hoặc cho đến khi có màu nâu nhạt.

ĐIỀU KIỆN VÀ HỖN HỢP GIA VỊ

92. Sốt trắng ít béo

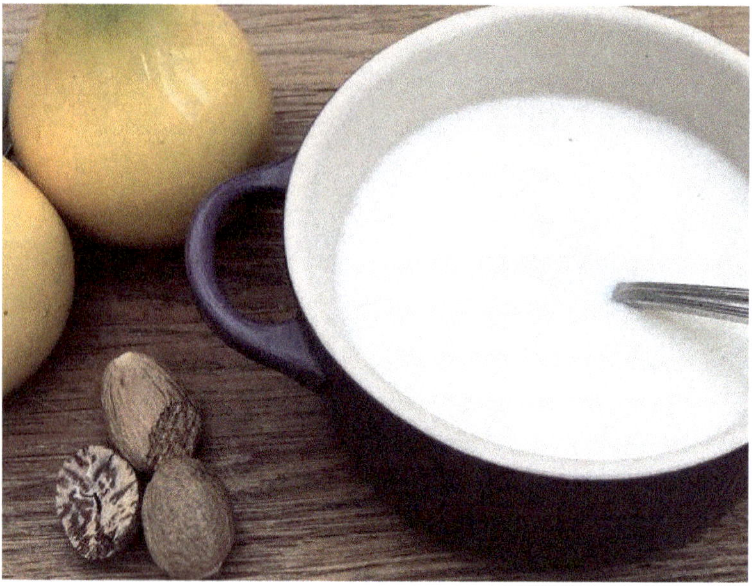

Thành phần:

- 6 muỗng canh (48 g) bột mì
- 3 cốc (710 ml) sữa tách béo, chia
- $\frac{1}{4}$ thìa cà phê (0,6 g) hạt nhục đậu khấu
- $\frac{1}{4}$ cốc (60 ml) chất thay thế trứng

Huóng

a) Trong một cái chảo vừa nặng, đánh bột để loại bỏ bất kỳ cục u nào. Dần dần thêm 1 cốc (235 ml) sữa, đánh cho đến khi mị n. Thêm 2 cốc (475 ml) sữa và hạt nhục đậu khấu còn lại. Nấu trên lửa vừa, khuấy liên tục, khoảng 10 phút, cho đến khi hỗn hợp đặc lại và sôi.

b) Loại bỏ nhiệt. Đánh một ít hỗn hợp vào chất thay thế trứng. Sau đó thêm hỗn hợp thay thế trứng vào phần còn lại của hỗn hợp nước sốt trắng, đánh liên tục. Nêm nếm gia vị .

93. Sốt phô mai ít béo

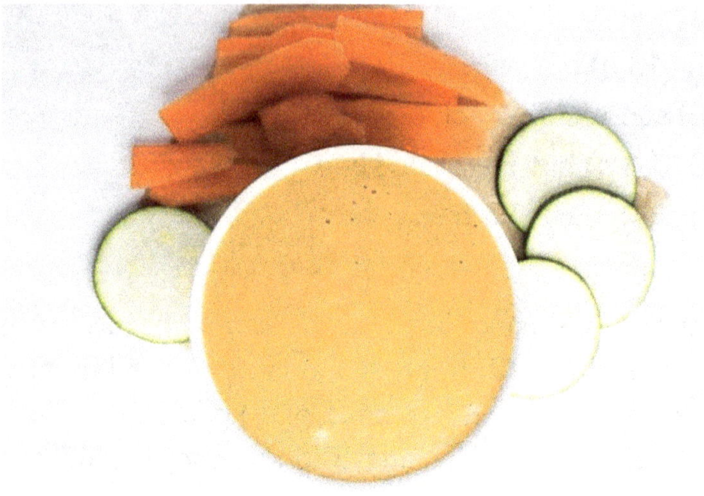

Thành phần:

- 2 cốc (475 ml) sữa tách kem
- 2 thìa canh (16 g) bột bắp
- 1 cốc (120 g) phô mai cheddar ít béo, cắt nhỏ
- 8 ounce (225 g) pho mát kem không béo, cắt khối

Huớng

a) Kết hợp sữa và bột ngô trong một cái chảo. Đưa từ từ đến gần điểm sôi, khuấy liên tục. Nấu ở nhiệt độ này cho đến khi sữa bắt đầu đặc lại.

b) Tắt bếp và cho phô mai vào khuấy đều. Để yên cho đến khi phô mai tan chảy, sau đó khuấy hoặc đánh cho đến khi mị n.

94. Sốt Mayonnaise

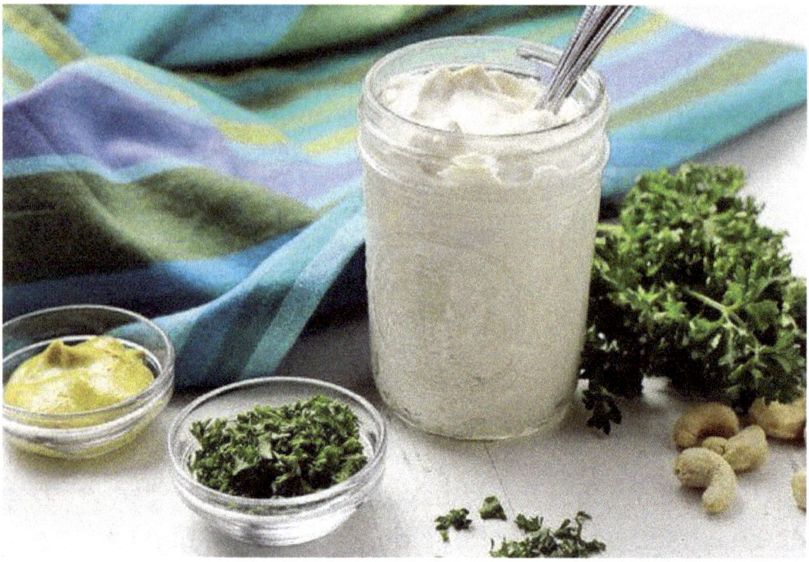

Thành phần:

- ½ pound (225 g) đậu phụ cứng
- ½ thìa cà phê (1,5 g) mù tạt khô
- ⅛ thìa cà phê (0,3 g) ớt cayenne
- 2 muỗng canh (30 ml) nước cốt chanh tươi
- 2 muỗng canh (30ml) dầu ô liu
- 2 thìa canh (30ml) nước

Hướng

a) Trong máy xay thực phẩm hoặc máy xay sinh tố, chế biến đậu phụ, mù tạt, ớt cayenne và nước cốt chanh cho đến khi trộn đều. Khi máy vẫn chạy, thêm dầu thật chậm rồi thêm nước.

b) Xay đến khi mị n. Dừng máy một vài lần trong quá trình xử lý và cạo hai bên. Giữ đến 3 tháng khi làm lạnh trong hộp kín.

95. sốt kem chanh

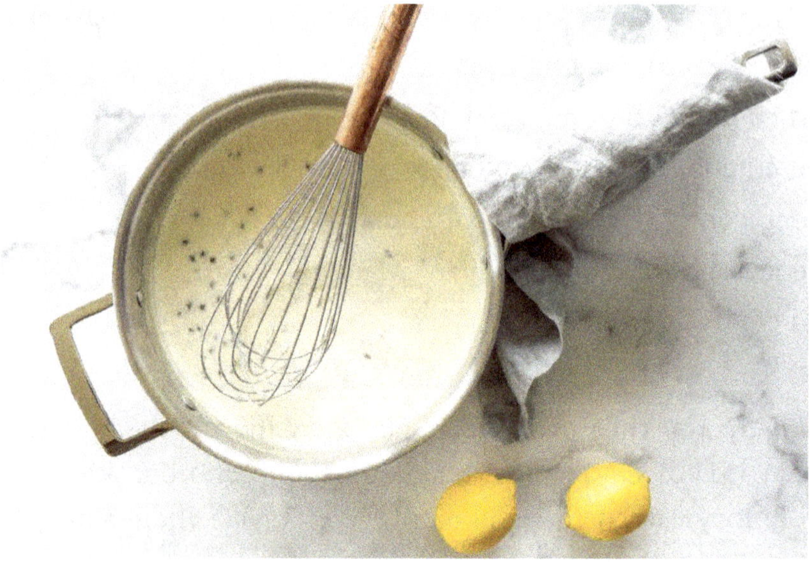

Thành phần:

- 1 cốc (230 g) kem chua không béo
- 1 thìa cà phê (1,7 g) vỏ chanh bào
- 2 muỗng canh (30 ml) nước cốt chanh
- $\frac{1}{2}$ thìa cà phê (2 g) đường

Huóng

a) Trong một bát vừa, kết hợp kem chua, vỏ chanh, nước cốt chanh và đường; trộn cho đến khi trộn đều.

96. Sốt gà sốt kem giảm béo

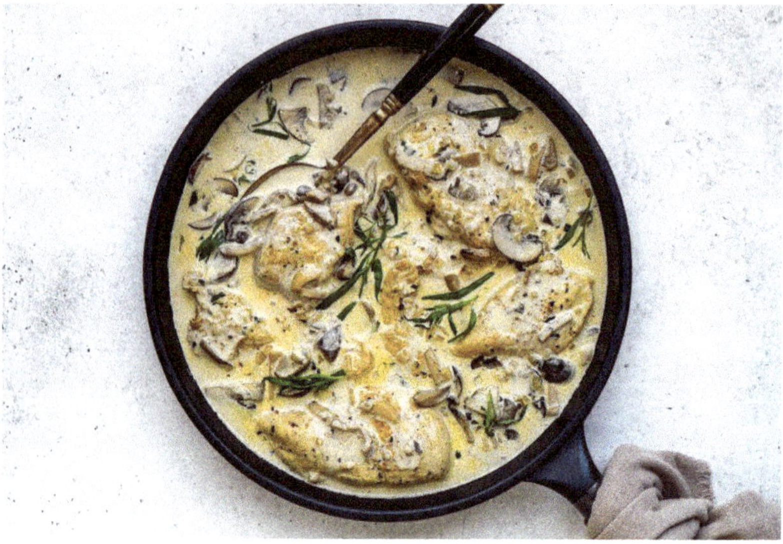

Thành phần:

- 2 muỗng canh (20 g) hành tây, băm nhỏ
- ½ cốc (120 ml) nước dùng gà ít natri
- ⅓cốc (40 g) bột mì
- 2 cốc (475 ml) sữa tách béo
- ½ cốc (120 ml) rượu trắng khô
- 1 thìa cà phê (2 g) nước dùng gà

Huớng

a) Nấu hành tây và nước dùng trong nồi 1 lít (946 ml) cho đến khi chất lỏng gần như cạn kiệt. Trong một bát nhỏ, đánh bột với sữa.

b) Thêm vào hỗn hợp hành tây trong nồi và tiếp tục nấu, khuấy đều, cho đến khi nước sốt bắt đầu đặc lại. Thêm rượu vang và nước dùng và đánh trứng để kết hợp.

97. Sốt phô mai

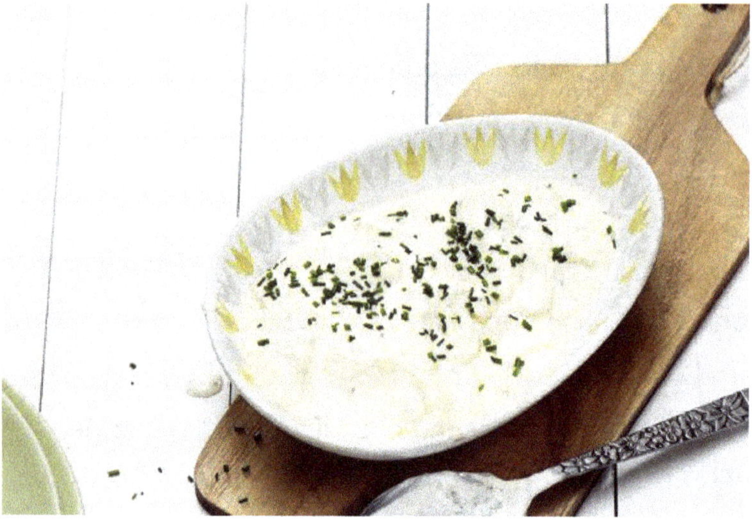

Thành phần:

- 1 cốc (226 g) phô mai tươi không béo
- 1 cốc (235 ml) sữa tách béo
- 2 thìa canh (30ml) nước
- 2 thìa canh (16 g) bột bắp

Hướng

a) Trong máy xay sinh tố, trộn phô mai và sữa. Đổ vào nồi và đun nóng gần như sôi. Để qua một bên. Thêm nước vào bột ngô và trộn thành bột nhão. Thêm vào hỗn hợp phô mai trong chảo và khuấy đều.

b) Nấu 10 phút, khuấy liên tục cho đến khi đặc lại.

98. Sốt Cabernet

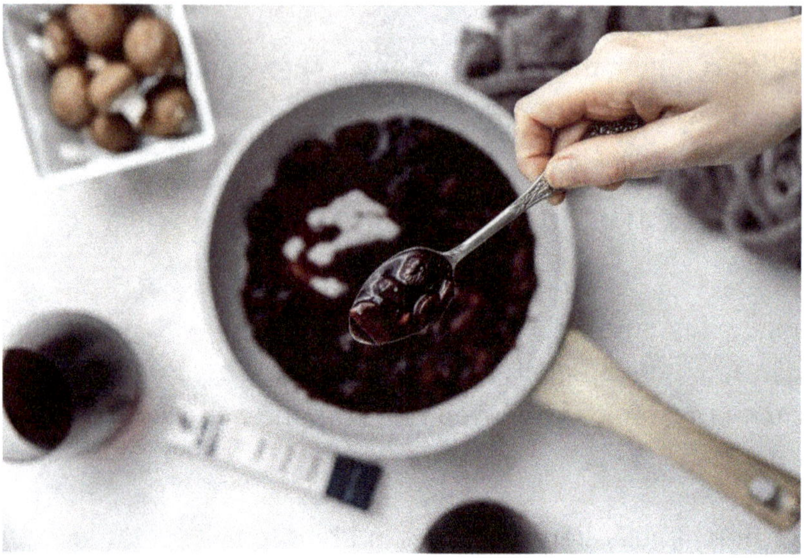

Thành phần:

- $\frac{1}{4}$ cốc (40 g) hành tây, xắt nhỏ
- $\frac{3}{4}$ cốc (53 g) nấm, thái lát
- 1 muỗng canh (8 g) bột mì
- $\frac{1}{2}$ cốc (120 ml) Cabernet sauvignon
- $\frac{1}{4}$ cốc (60 ml) nước dùng gà ít natri
- 1 thìa canh (2,7 g) cỏ xạ hương khô

Huóng

a) Xịt một chiếc chảo chống dính cỡ trung bình bằng bình xịt dầu ô liu. Trên lửa vừa, xào hành tây và nấm cho đến khi mềm, khoảng 4 đến 5 phút. Thêm bột vào chảo và trộn với rau cho đến khi hòa tan. Tăng nhiệt và thêm rượu vang. Nấu 1 phút.

b) Thêm nước dùng và cỏ xạ hương. Nấu 4 phút để bớt chất lỏng và đặc lại. Thêm hạt tiêu cho vừa ăn. Thìa nước sốt trên bít tết.

99. Sốt ót đỏ nuóng

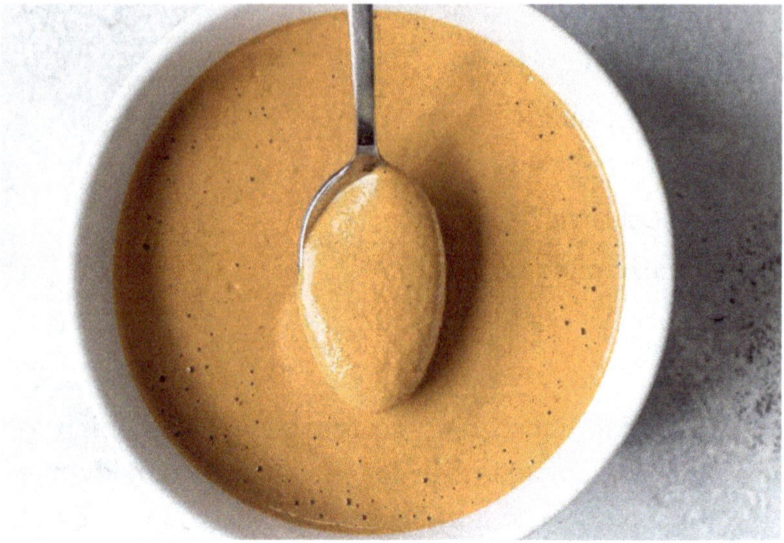

Thành phần:

- 4 quả ớt chuông đỏ
- $\frac{1}{2}$ cốc (115 g) kem chua không béo
- $\frac{1}{4}$ thìa cà phê (0,5 g) hạt tiêu đen
- $\frac{1}{2}$ thìa cà phê (1,6 g) bột tỏi

Hướng

a) Làm nóng trước gà thị t. Đặt ớt lên khay nướng và nướng cho đến khi vỏ chuyển sang màu đen và phồng rộp, trở thường xuyên. Đặt trong một túi giấy và niêm phong cho đến khi nguội để nới lỏng da. Loại bỏ vỏ và cho ớt vào máy xay sinh tố hoặc máy xay thực phẩm và chế biến cho đến khi mị n.

b) Thêm các thành phần còn lại; pha trộn tốt. Có thể được làm nóng hoặc dùng lạnh trên thị t hoặc mì ống.

100. Nuớc xốt Fajita không béo

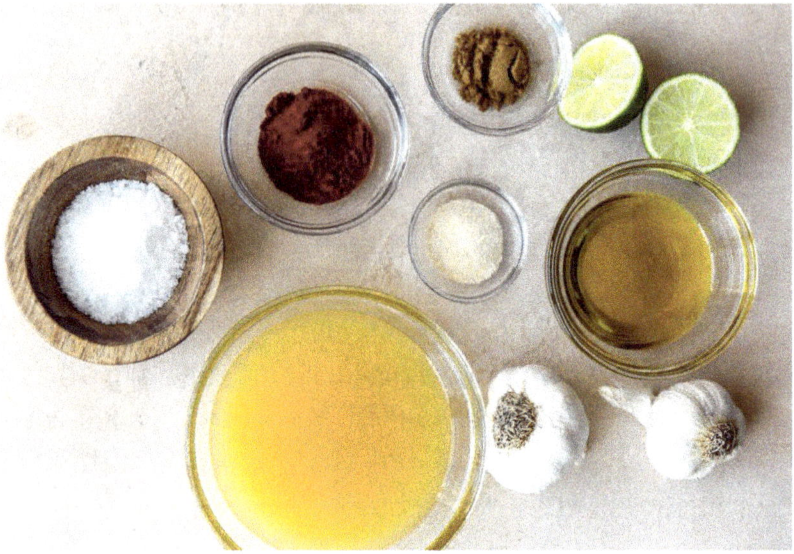

Thành phần:

- $\frac{1}{4}$ cốc (60 ml) giấm rượu vang đỏ
- 2 muỗng canh (30 ml) sốt Worrouershire
- 2 muỗng canh (30 ml) nước cốt chanh
- 2 muỗng canh (30 ml) nước cốt chanh
- $\frac{1}{2}$ thìa cà phê (1 g) hạt tiêu đen
- 1 muỗng canh (4 g) rau mùi
- 1 muỗng canh (7 g) thì là
- 1 thìa cà phê (3 g) bột tỏi
- 1 thìa cà phê (1 g) oregano khô

Huớng

a) Trộn đều các nguyên liệu với nhau và dùng để uớp thị t bò hoặc gà ít nhất 6 tiếng hoặc qua đêm.

PHẦN KẾT LUẬN

Chế độ ăn ít cholesterol được thiết kế để giảm mức cholesterol của một cá nhân. Cholesterol là một chất sáp do gan tạo ra và cũng có được thông qua chế độ ăn uống. Cholesterol không hòa tan trong máu. Thay vào đó, nó di chuyển qua hệ thống tuần hoàn kết hợp với các chất mang gọi là lipoprotein. Có hai loại kết hợp chất mang-cholesterol, lipoprotein tỷ trọng thấp (LDL) hay cholesterol "xấu" và lipoprotein tỷ trọng cao hay cholesterol "tốt".

Các nghiên cứu đã liên tục chỉ ra rằng việc giảm cholesterol LDL làm giảm nguy cơ tử vong do tim mạch, đau tim, đột quỵ và nhu cầu đặt ống thông tim hoặc phẫu thuật bắc cầu. Điều này đã được chứng minh ở những người mắc bệnh động mạch vành, cũng như ở những bệnh nhân có nguy cơ cao không mắc bệnh động mạch vành.

CPSIA information can be obtained
at www.ICGtesting.com
Printed in the USA
LVHW080101060123
736479LV00006B/724